Acerca de NCCN Guidelines for Patients®

National Comprehensive Cancer Network®

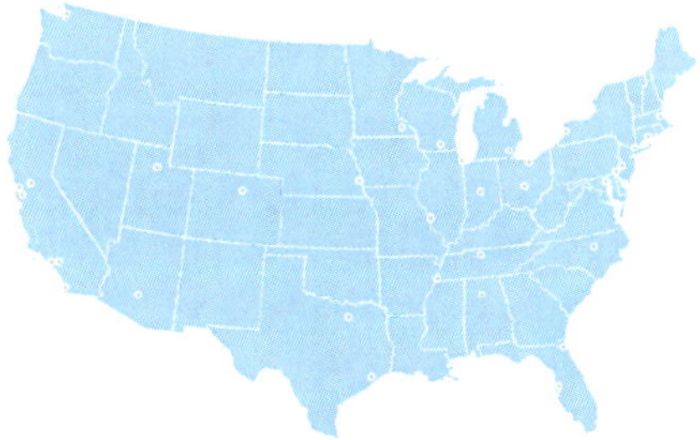

¿Sabía que los principales centros oncológicos de los Estados Unidos colaboran para mejorar la atención oncológica? Esta alianza de los principales centros oncológicos se denomina National Comprehensive Cancer Network® (NCCN®).

La atención oncológica está en cambio constante. NCCN elabora recomendaciones para la atención oncológica basadas en pruebas que utilizan los profesionales de atención médica de todo el mundo. Estas recomendaciones que se actualizan con frecuencia se denominan NCCN Clinical Practice Guidelines in Oncology (NCCN Guidelines®). NCCN Guidelines for Patients explican de manera sencilla estas recomendaciones de los expertos para las personas con cáncer y sus cuidadores.

Esta NCCN Guidelines for Patients se basa en NCCN Clinical Practice Guidelines in Oncology (NCCN Guidelines®) para cánceres de cabeza y cuello, versión 1.2026, 8 de diciembre de 2025.

Conozca cómo se preparan las NCCN Guidelines for Patients

NCCN.org/patient-guidelines-process

Ver NCCN Guidelines for Patients gratis en internet
NCCN.org/patientguidelines

Buscar un centro oncológico de NCCN cerca de usted
NCCN.org/cancercenters

Comuníquese con nosotros

Quiénes nos apoyan

NCCN Guidelines for Patients cuenta con el apoyo financiero de NCCN Foundation®

NCCN Foundation agradece profundamente a las siguientes empresas colaboradoras por hacer posible esta NCCN Guidelines for Patients: AVEO Pharmaceuticals, Inc. y Coherus Biosciences.

NCCN adapta, actualiza y aloja de forma independiente la guía de NCCN Guidelines for Patients. Nuestras empresas colaboradoras no participan en la elaboración de esta NCCN Guidelines for Patients y no se responsabilizan del contenido ni las recomendaciones que se incluyen en la presente guía.

En homenaje a Douglas McCarson de Sean McCarson

Para hacer una donación u obtener más información, visite la página web o envíe un correo electrónico.

NCCNFoundation.org/Donate

PatientGuidelines@NCCN.org

Contenido

NCCN Foundation tiene como objetivo apoyar a los millones de pacientes y familias afectados por un diagnóstico de cáncer mediante la financiación y distribución de NCCN Guidelines for Patients. NCCN Foundation también se compromete a avanzar en los tratamientos contra el cáncer subsidiando a los médicos prometedores del país en el centro de innovación en cuanto a investigación del cáncer. Para obtener más detalles y acceder a la biblioteca completa de recursos para pacientes y cuidadores, visite NCCN.org/patients.

National Comprehensive Cancer Network (NCCN) y NCCN Foundation
3025 Chemical Road, Suite 100, Plymouth Meeting, PA 19462, EE. UU.

1

Acerca del cáncer de garganta

El cáncer de garganta es un tipo de cáncer de cabeza y cuello que comienza en la orofaringe. La orofaringe incluye la parte posterior del paladar (paladar blando), las amígdalas, las paredes laterales y posteriores de la garganta y la base de la lengua. En este capítulo, se repasan los conceptos básicos sobre el cáncer de garganta.

¿Qué es el cáncer de garganta?

El cáncer de garganta o cáncer orofaríngeo es un tipo de cáncer de cabeza y cuello que afecta la orofaringe. La orofaringe incluye la parte posterior del paladar (paladar blando), las amígdalas, las paredes laterales y posteriores de la garganta y la base de la lengua que se encuentran en la garganta.

La garganta es un tubo muscular hueco dentro del cuello que comienza detrás de la nariz y termina en la parte superior de la tráquea (conducto respiratorio) y el esófago (el tubo que se conecta con el estómago). La garganta actúa como un conducto por el cual el aire ingresa a los pulmones y los alimentos y líquidos al esófago. Tiene muchas estructuras, como las amígdalas, la faringe y la laringe.

La orofaringe

La orofaringe incluye la parte posterior del paladar (paladar blando), las amígdalas, las paredes laterales y posteriores de la garganta y la parte posterior (base) de la lengua. En esta guía, nos referiremos a la orofaringe como garganta.

Partes de la orofaringe

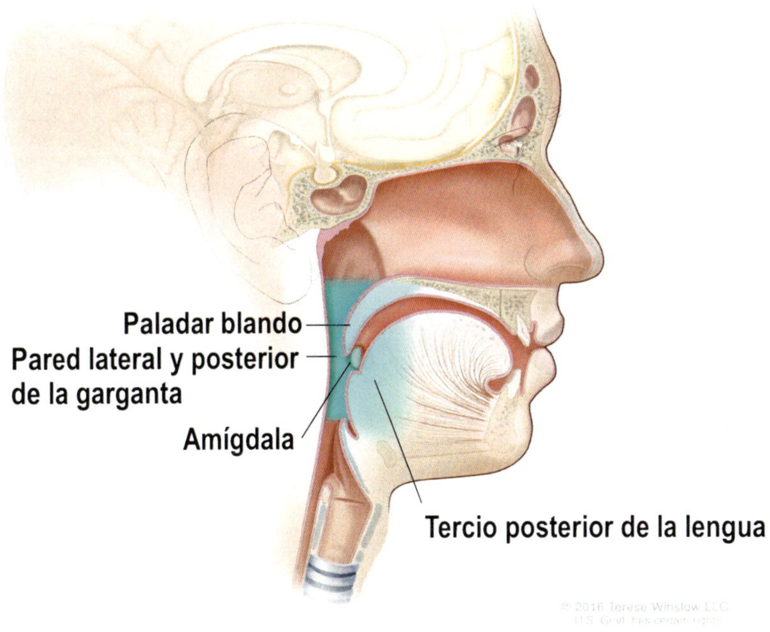

El cáncer de garganta suele comenzar en las células escamosas que forman las células delgadas y planas de las membranas mucosas de la orofaringe. El carcinoma de células escamosas es el tipo más común de cáncer de garganta y es el tema central de esta guía.

¿Qué es la orofaringe?

La orofaringe forma parte de la faringe. La faringe comienza detrás de la nariz (cavidad nasal) y desemboca en la laringe y el esófago.

La faringe comprende tres partes:

- **Nasofaringe**: la parte superior detrás de la cavidad nasal
- **Orofaringe**: la parte media que incluye las amígdalas, las paredes laterales y posteriores de la garganta y la base de la lengua
- **Hipofaringe**: la parte inferior detrás de la laringe

Puede haber cáncer en cualquier parte de la faringe. En esta guía, el cáncer de orofaringe será el tema principal y se hará referencia a la orofaringe como "la garganta". Los tumores pueden extenderse a tejidos y órganos cercanos, como la laringe. Las células cancerosas suelen extenderse a los ganglios linfáticos del cuello y, con menor frecuencia, a los pulmones, el hígado o la columna vertebral.

La faringe

La faringe es un tubo muscular hueco dentro del cuello que comienza detrás de la nariz y desemboca en la laringe y el esófago. Tiene tres partes: la nasofaringe, la orofaringe y la hipofaringe.

Anatomía de la faringe

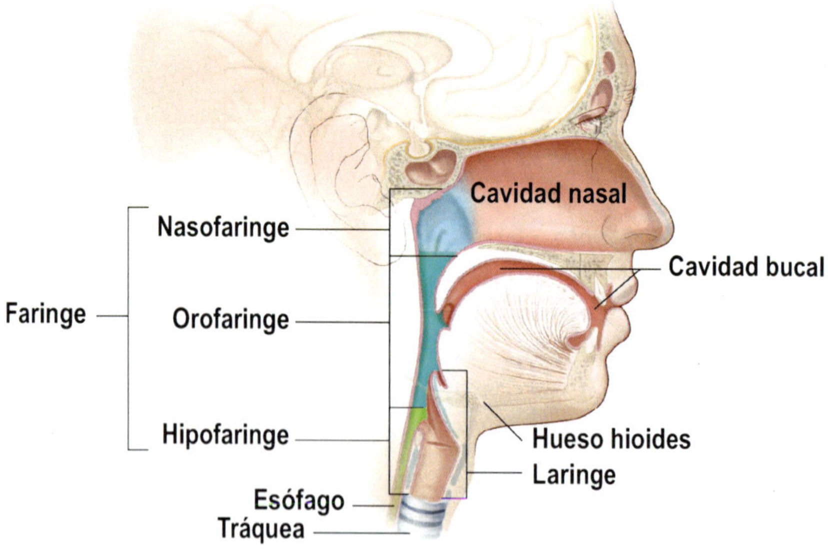

¿Qué es el cáncer de cabeza y cuello?

El cáncer de garganta o cáncer orofaríngeo es un tipo de cáncer de cabeza y cuello. Los cánceres de cabeza y cuello son un grupo de cánceres que surgen en la zona de la cabeza o el cuello. El cáncer recibe el nombre y se trata según la ubicación del tumor o el lugar donde se originó el cáncer.

Puede presentarse en las siguientes partes:

- Boca (cavidad oral)
- Parte media de la faringe cerca de la boca (orofaringe)
- Espacio detrás de la nariz (cavidad nasal y senos paranasales)
- Parte superior de la faringe cerca de la cavidad nasal (nasofaringe)
- Laringe
- Parte inferior de la faringe cerca de la laringe (hipofaringe)

Puede encontrar más información sobre el cáncer de boca (cavidad oral) y el cáncer nasofaríngeo en NCCN.org/patientguidelines y en la aplicación NCCN Patient Guides for Cancer.

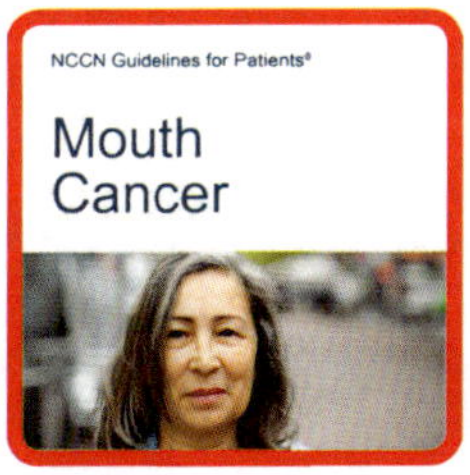

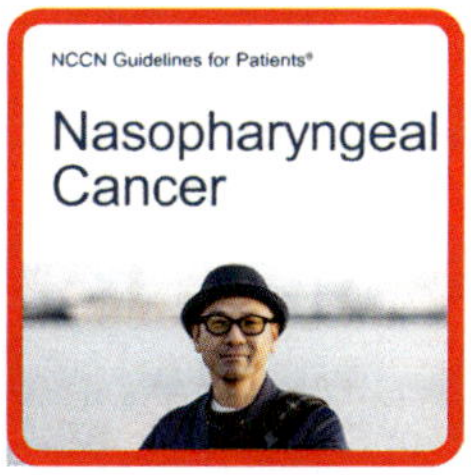

¿Cómo se trata el cáncer de garganta?

Muchos tipos de cáncer de garganta son causados por el virus del papiloma humano o VPH. Estos tipos de cáncer son diferentes a los que no se producen por el VPH, pero el tratamiento puede ser similar.

El tratamiento de los cánceres relacionados con el VPH se basa en la ubicación del tumor y si el cáncer se ha extendido a los ganglios linfáticos cercanos o a zonas distantes del cuerpo. El tratamiento puede incluir solo la cirugía o cirugía seguida de radioterapia, a veces combinada con tratamiento farmacológico (sistémico). En otras ocasiones, la cirugía se reemplaza por radioterapia o una combinación de quimioterapia y radioterapia, conocida como quimiorradiación. Un ensayo clínico también es una opción en muchos casos.

En esta guía, se explica en detalle cómo se diagnostica y trata el cáncer de garganta. También se proporciona una descripción general de los tipos de pruebas y tratamientos, y de lo que se espera durante las pruebas y el tratamiento.

¿Cómo puedo recibir la mejor atención?

Luche por usted. Usted tiene un papel importante que desempeñar en su cuidado. Muchas personas se sienten más satisfechas cuando participan activamente en la planificación de su atención oncológica.

Las NCCN Guidelines for Patients le permitirán desempeñar un papel más importante en su atención. Hable sobre las recomendaciones de esta guía con su equipo de atención médica. Pregunte sobre sus opciones y comparta sus objetivos e inquietudes.

¿No sabe qué preguntar? No se olvide de que cuenta con apoyo. Es por eso que incluimos sugerencias de preguntas al final de cada capítulo.

Siga leyendo para encontrar la mejor atención posible.

Cómo puede ayudar esta guía

Tomar decisiones sobre la atención oncológica es estresante. Tiene mucho por aprender, y no sabe lo que le depara el futuro.

Utilice esta guía para obtener la información y el apoyo que necesita.

Los pacientes, los médicos y otros profesionales de la salud confían en las NCCN Guidelines for Patients. En esta guía, se utiliza un lenguaje claro y cotidiano para explicar las recomendaciones actuales sobre el tratamiento del cáncer y están elaboradas por expertos respetados en el campo. Las recomendaciones se basan en las investigaciones más recientes y prácticas de los mejores centros oncológicos.

Su salud es única, por lo que su atención oncológica también debería serlo. A medida que lee esta guía, aprenderá sobre qué tratamientos tienen más probabilidades de ofrecer los mejores resultados para su caso. Así, estará mejor preparado para hablar con su equipo de atención médica.

2

Pruebas para detectar el cáncer de garganta

La planificación del tratamiento comienza con los estudios. Su equipo de atención médica querrá recopilar toda la información posible sobre su tipo de cáncer de garganta. En este capítulo, se presenta una descripción general de los posibles estudios que puede realizarse y qué puede esperar.

Las pruebas se utilizan para detectar el cáncer, planificar el tratamiento y ver cómo responde el cáncer al tratamiento. Se usarán los resultados de una biopsia, análisis de sangre y estudios de diagnóstico por imágenes para determinar qué tratamientos son los mejores para su cáncer de garganta. En este capítulo, se ofrece una descripción general de algunas de las pruebas que podría realizarse. Las pruebas para planificar el tratamiento se encuentran en la **Guía 1**.

Pruebas médicas generales

A continuación, se describen algunas pruebas médicas generales.

Antecedentes médicos

Los antecedentes médicos son un registro de todos los problemas de salud y tratamientos que ha tenido durante su vida. Incluyen cirugías anteriores y afecciones de salud actuales. Lleve una lista de los medicamentos nuevos y antiguos e incluso los de venta libre,

Guía 1 **Pruebas para planificar el tratamiento**
Biopsia del tumor principal y de cualquier ganglio linfático afectado.
Prueba de VPH tumoral mediante p16.
Antecedentes médicos, antecedentes de consumo de tabaco y alcohol, y examen físico, incluido un examen completo de cabeza y cuello. Examen con espejo y fibra óptica si es necesario. Detección de angustia.
TC con medio de contraste o RM con o sin medio de contraste del tumor principal y el cuello.
Según sea necesario: • Endoscopia. • Otros estudios de diagnóstico por imágenes, como la exploración por TEP. • Examen dental. • Evaluación nutricional, del habla y de la deglución, y prueba de audición (audiograma). • Ayuda para dejar de fumar. • Asesoramiento sobre fertilidad. • Detección de hepatitis. • Prueba del tumor PD-L1.

herbarios o los suplementos que esté tomando. Algunos suplementos interactúan y afectan los medicamentos que su equipo de atención médica puede recetarle. Además, informe a su equipo de atención médica sobre cualquier síntoma que tenga.

Antecedentes de consumo de tabaco y alcohol

El consumo de tabaco y alcohol son factores de riesgo conocidos por desarrollar cáncer de cabeza y cuello y pueden limitar la eficacia del tratamiento. También puede afectar la supervivencia.

Le preguntarán sobre sus antecedentes de consumo de tabaco y alcohol y se le pedirá que evite el consumo de tabaco y limite el alcohol durante el tratamiento. Hable con su equipo de atención médica si tiene preguntas o inquietudes.

Antecedentes familiares

Por lo general, los cánceres de cabeza y cuello no se heredan de los padres biológicos. Sin embargo, algunos factores de riesgo y otras enfermedades pueden ser hereditarios. Su médico le preguntará sobre los antecedentes médicos de sus familiares consanguíneos. Esta información se llama antecedentes familiares.

Pregunte a los miembros de ambos lados de su familia sobre problemas de salud como afecciones cardíacas, cáncer y diabetes, y a qué edad se los diagnosticaron. Es importante saber el tipo de cáncer específico, dónde comenzó el cáncer, si se encuentra en varios lugares y si se hicieron pruebas genéticas.

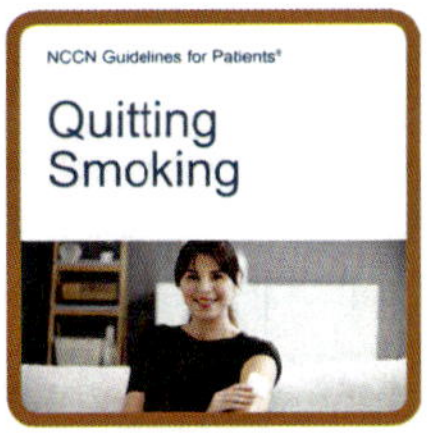

Si fuma o vapea, pida ayuda para dejar de hacerlo

Fumar o vapear nicotina aumenta mucho sus posibilidades de sufrir efectos secundarios durante y después de la cirugía. Fumar y vapear pueden limitar los efectos del tratamiento e impiden la cicatrización de la herida. También aumenta las posibilidades de padecer otros cánceres. El consumo de cannabis también podría afectar la cantidad de anestesia que se utiliza durante la cirugía.

La nicotina es la sustancia química que se encuentra en el tabaco y que hace que quiera seguir fumando y vapeando. La abstinencia de la nicotina es un reto para la mayoría de las personas que fuman o vapean. El estrés de tener cáncer puede dificultar aún más el dejar de fumar. Si fuma o vapea, pregunte a su equipo de atención médica sobre asistencia psicológica y medicamentos para ayudarlo a dejar de fumar.

Puede encontrar más información en *NCCN Guidelines for Patients: Dejar de fumar* en NCCN.org/patientguidelines y en la aplicación NCCN Patient Guides for Cancer.

Para obtener ayuda en línea, consulte estos sitios web:

- SmokeFree.gov
- CDC.gov/tobacco

Examen físico

Durante un examen físico, el equipo de atención médica puede realizar lo siguiente:

- Tomar la temperatura, la presión arterial, el pulso y la frecuencia respiratoria.
- Controlar su altura y peso.
- Auscultar el corazón y los pulmones.
- Observar sus ojos, oídos, nariz y garganta.
- Palpar y aplicar presión en distintas partes del cuerpo para ver si los órganos tienen tamaño normal, están blandos o duros o si duelen cuando los toca.
- Palpar el cuello para detectar ganglios linfáticos agrandados.

Examen completo de cabeza y cuello

El examen físico incluirá toda la cabeza y el cuello. Como algunas partes de la boca y la garganta no son fáciles de ver al abrir la boca, un profesional de atención médica le podría palpar la boca y usar un espejo especial o un endoscopio de fibra óptica para observar el interior de la boca y la garganta.

Examen dental

El cáncer de cabeza y cuello y su tratamiento pueden afectar la salud de la mandíbula, los dientes y las encías. Es importante que informe a su dentista sobre su diagnóstico de cáncer de cabeza y cuello y se realice limpiezas y controles dentales más frecuentes. Si necesita algún trabajo o procedimiento dental, puede que le indiquen hacérselo antes de comenzar ciertos tratamientos.

Los dentistas especializados, como los oncólogos dentales y los prostodoncistas maxilofaciales, se especializan en personas con cáncer. Pregunte a su oncólogo si puede recomendarle un experto dental asociado con un centro oncológico integral.

Detección de malestar emocional

Lidiar con un diagnóstico de cáncer puede ser estresante y provocar mucha angustia. El malestar emocional es una experiencia desagradable de naturaleza mental, física, social o espiritual. Puede afectar cómo uno se siente, piensa y actúa. El malestar emocional puede incluir sentimientos de tristeza, miedo, impotencia, preocupación, ira y culpa. También puede sufrir depresión, ansiedad y problemas para dormir. Su equipo de atención médica evaluará su nivel de malestar emocional. Esto es parte de su atención del cáncer.

Pruebas endocrinas

La radioterapia en la cabeza y el cuello puede afectar las glándulas endocrinas (hormonales) que se encuentran en la cabeza y el cuello, como la tiroides y la hipófisis. Por lo tanto, puede que se realicen análisis de sangre para evaluar los niveles endocrinos tiroideos antes o después del tratamiento.

Prueba de audición

Los tumores en la cabeza y el cuello pueden afectar la audición. El tratamiento de estos tumores también puede afectar la audición. Con una prueba de audición, se puede evaluar si hay pérdida auditiva y, de ser así, el tipo de pérdida auditiva, su gravedad y la posible causa.

Detección del virus de la hepatitis

Las infecciones por el virus de la hepatitis pueden afectar el hígado. Un análisis de sangre de hepatitis mostrará si tuvo esta enfermedad en el pasado o si la tiene en la actualidad. Algunos tratamientos para el cáncer pueden despertar (o reactivar) el virus. Si sucede esto, puede dañar el hígado.

Evaluación nutricional

Es posible que tenga una consulta con un experto en nutrición antes de comenzar el tratamiento. Un nutricionista o dietista puede sugerirle los mejores alimentos y líquidos para su situación. Puede que le recomienden consultar con un experto en nutrición antes de comenzar el tratamiento para ayudar a prevenir una pérdida de peso grave y un desequilibrio nutricional.

Estado funcional

El estado funcional es una clasificación del nivel general de aptitud física de una persona y su capacidad para realizar tareas de cuidado personal de la vida diaria. Es un factor que se tiene en cuenta al elegir un plan de tratamiento.

Examen previo a la anestesia

La anestesia evita que sienta dolor y que recuerde lo sucedido durante la cirugía u otros procedimientos. Un anestesiólogo, que es un médico especializado en administrar anestesia, realizará una evaluación previa a la anestesia. Esta evaluación incluirá un examen físico de la garganta y las vías respiratorias. Le harán preguntas sobre sus antecedentes médicos, sus experiencias quirúrgicas anteriores, si ha tenido alergias a fármacos o medicamentos, su comprensión del procedimiento y cómo su apariencia y función podrían cambiar después de la cirugía.

La cirugía de cáncer de cabeza y cuello es compleja. Se complica aún más por otras afecciones de salud, problemas de las vías respiratorias y de la deglución, el consumo de tabaco y alcohol, y la ubicación del tumor. Tener todo preparado y saber qué esperar después de la cirugía ayudará a prevenir complicaciones graves.

Evaluación del habla y la deglución

Puede consultar con un terapeuta del habla para que evalúe su capacidad para tragar o hablar antes y después del tratamiento.

> **“Confíe en su instinto. Si tiene alguna inquietud, por más pequeña que sea, no se quede con la duda. Aunque le tenía miedo a lo desconocido, me hice controlar lo más rápido posible”.**

Fertilidad (todos los sexos)

La administración de un tratamiento sistémico farmacológico puede afectar la fertilidad o la capacidad para tener hijos. Si cree que desea tener hijos en el futuro, consulte a su equipo de atención médica la forma en que el cáncer y su tratamiento podrían afectar su fertilidad.

La preservación de la fertilidad consiste en dejar sus opciones abiertas, ya sea que sepa que desea tener hijos más adelante o que no tenga la certeza en este momento. Los especialistas en fertilidad y reproducción pueden ayudarle a decidir qué es lo mejor para su situación.

Puede encontrar más información sobre la preservación de la fertilidad en *NCCN Guidelines for Patients: Cáncer en adultos jóvenes* en NCCN.org/patientguidelines y en la aplicación NCCN Patient Guides for Cancer.

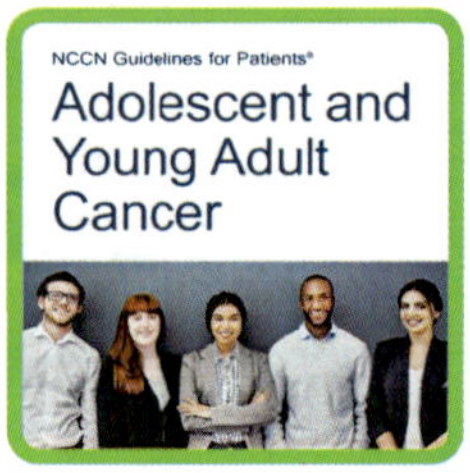

Prevención del embarazo durante el tratamiento

Es importante prevenir el embarazo durante el tratamiento. El tratamiento del cáncer puede afectar los ovarios, dañar el esperma y perjudicar el desarrollo del bebé durante el embarazo. Por lo tanto, debe evitarse el embarazo, ya sea propio o de su pareja, durante el tratamiento. Si está embarazada o amamantando en el momento del diagnóstico de cáncer, es posible que los tratamientos deban adaptarse.

Prueba de p16 (VPH)

En el caso del cáncer de garganta, se analizan muestras tumorales para detectar la proteína p16 y determinar la presencia de infección por VPH (virus del papiloma humano). Esto es fundamental para el diagnóstico y la planificación del tratamiento. Los cánceres relacionados con el VPH tienden a responder mejor al tratamiento. La prueba de p16 es diferente a la del VPH. El p16 se utiliza como marcador sustituto de la infección por VPH, ya que su nivel suele aumentar en las células cancerosas cuando el VPH está presente.

VPH

El VPH (virus del papiloma humano) es un grupo de virus que infecta las células en la superficie de la piel o en las superficies húmedas o el revestimiento interno de algunos órganos y cavidades corporales, como el cuello uterino, la vagina, la vulva, el pene, el ano, la boca y la garganta. El VPH suele transmitirse a través del contacto sexual. El cuerpo suele eliminar las infecciones por VPH en aproximadamente 9 de cada 10 personas. Sin embargo, las infecciones por VPH pueden causar un crecimiento anormal de tejido (verrugas no cancerosas) y cáncer. El cáncer causado por el VPH se denomina cáncer relacionado con el VPH.

El VPH es la principal causa de carcinomas de células escamosas de la garganta (orofaringe), particularmente cánceres de las amígdalas y la base de la lengua. Hay muchos tipos diferentes de VPH. El VPH tipo 16 es responsable de 9 de cada 10 cánceres de garganta. Los cánceres restantes son causados por VPH18, 33 y 35. El cáncer de garganta VPH positivo (VPH+) es una enfermedad particular con características tumorales específicas que pueden abordarse durante el tratamiento.

p16

El VPH16 se detecta mediante una prueba de p16, que es una proteína que ralentiza la división celular. La produce un gen ubicado en el cromosoma 9 (se muestra como 9p21.3). Las células humanas tienen 23 pares de cromosomas o 46 cromosomas en total.

Las pruebas para detectar la presencia (expresión) de p16 se denominan pruebas de biomarcadores. La proteína p16 se puede encontrar en cánceres de garganta, cuello uterino, vulva, esófago y melanomas. Cuando se detecta un exceso (sobreexpresión) de p16 en el cáncer de garganta, significa que el cáncer generalmente es causado por el VPH.

Se recomienda realizar la prueba de VPH mediante p16 para todas las personas diagnosticadas con cáncer de garganta (orofaríngeo).

Cáncer primario desconocido

Si se detecta cáncer de células escamosas en uno o más ganglios linfáticos del cuello, pero no se encuentra un tumor primario en la garganta (base de la lengua o amígdalas), es posible que tenga un cáncer primario desconocido. Se le realizará una biopsia del ganglio linfático afectado para una prueba de p16.

- Si el cáncer tiene un resultado positivo para p16 (p16+), se analizará el tumor para detectar el VPH.
- Si el resultado es positivo para VPH (p16+/VPH+), recibirá el mismo tratamiento que los pacientes con cáncer primario VPH+ que se origina en las amígdalas o la base de la lengua. La mayoría de los cánceres que se encuentran en estas zonas son demasiado pequeños para poder verse en los estudios por imágenes. Por lo general, se debe realizar una cirugía para confirmar el cáncer.
- Si el resultado es negativo para VPH (p16+/VPH-), es probable que tenga cáncer de garganta o de laringe. Se realizarán pruebas para confirmar el diagnóstico.
- En casos poco frecuentes, el cáncer p16+ o p16- puede manifestarse como cáncer de piel. Los cánceres de piel de células escamosas suelen ser p16+, pero no estar causados por el VPH.

Estudios de diagnóstico por imágenes

En los estudios de diagnóstico por imágenes, se toman fotografías del interior del cuerpo. Estos muestran el tumor primario, o el lugar donde comenzó el cáncer, y permiten buscar cáncer en otras partes del cuerpo. Un radiólogo, un médico experto en interpretar estudios de diagnóstico por imágenes, enviará un informe sobre estos a su equipo de atención médica.

La siguiente información no está ordenada por importancia. Probablemente, le harán una combinación de estudios de diagnóstico por imágenes.

Medio de contraste

El medio de contraste es una sustancia que se usa para mejorar la calidad de los estudios de diagnóstico por imágenes como la TC y la RM. Se usa para que las imágenes sean más claras. No todos los estudios de diagnóstico por imágenes requieren medios de contraste, pero muchos sí.

El medio de contraste se puede tomar por boca (vía oral) o se puede administrar por una vena (vía intravenosa o IV). El medio de contraste oral pasará junto con el siguiente movimiento intestinal. El contraste IV se expulsa del cuerpo a través de la orina inmediatamente después de la prueba. Los tipos de medios de contraste varían y son diferentes para la TC y la RM.

Avise a su equipo de atención médica si ha tenido alguna vez reacciones alérgicas al medio de contraste. Esto es importante. Es posible que le administren medicamentos para evitar los efectos de dichas alergias. Es posible que no se utilice el medio de contraste si tiene una alergia grave o si sus riñones no funcionan bien.

TC

La TC o TAC usa rayos X y tecnología informática para tomar imágenes del interior del cuerpo. Toma varias radiografías de la misma parte del cuerpo desde distintos ángulos. Es posible que le realicen una TC de cabeza, cuello y tórax para detectar cáncer. En la mayoría de los casos, se utilizará un medio de contraste.

Tomógrafo

El tomógrafo es una máquina grande que tiene un túnel en el centro. Durante el examen, se acostará boca arriba sobre una tabla que se desliza lentamente hacia dentro de un túnel en el equipo.

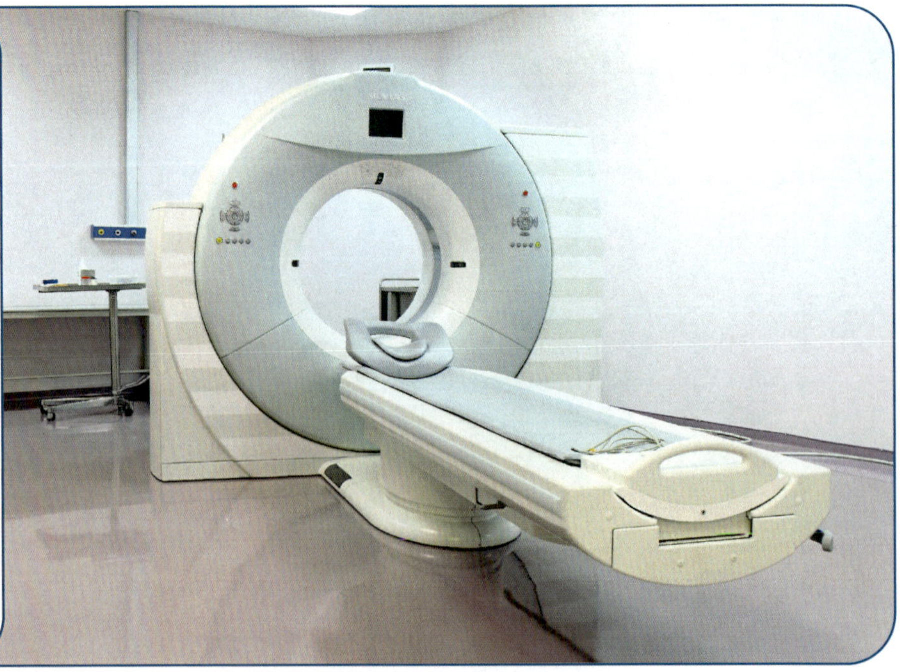

RM

Una RM usa ondas sonoras e imanes potentes para tomar fotografías del interior del cuerpo. No utiliza rayos X, lo que significa que no se emite radiación al organismo durante el estudio. Debido a los imanes muy potentes que se utilizan en el aparato de RM, informe al técnico si tiene algún metal o marcapasos en su cuerpo. Durante la prueba, es probable que se le pida que contenga la respiración durante 10 o 20 segundos mientras el técnico toma las imágenes.

Las RM tardan más que las TC. El resonador magnético cerrado tiene un diseño de cápsula en la que el imán rodea a la persona. El espacio es pequeño y cerrado. El resonador magnético abierto tiene un imán en la parte superior y en la inferior, lo que permite que haya una abertura en cada extremo. Los resonadores cerrados son más comunes que los abiertos. Por lo tanto, si tiene claustrofobia (miedo a los espacios cerrados), asegúrese de mencionárselo a su equipo de atención médica.

TEP

En la TEP, se utiliza una sustancia radiactiva llamada radiomarcador que se inyecta por vena. En el estudio, el radiomarcador muestra en qué lugar del cuerpo se encuentran las células cancerosas y cuánto azúcar consumen. Esto da una idea de la rapidez del crecimiento de las células cancerosas.

Las células cancerosas aparecen como puntos brillantes en las exploraciones por TEP. Sin embargo, no todos los tumores aparecerán en una exploración por TEP. Además, no todos los puntos brillantes son cáncer. Es normal que el cerebro, la base de la lengua o el tejido linfoide de las amígdalas, el corazón, los riñones y la vejiga se vean brillantes en la TEP. La inflamación o la infección también pueden verse como un punto brillante.

"El tratamiento del cáncer es un proceso. Si tiene que pasar por este proceso, mantenga el optimismo, sea tolerante con usted y viva un día a la vez. Es asombroso lo que se puede lograr con el tratamiento. Y las semanas, meses e incluso años son más llevaderos cuando se los vive de a poco".

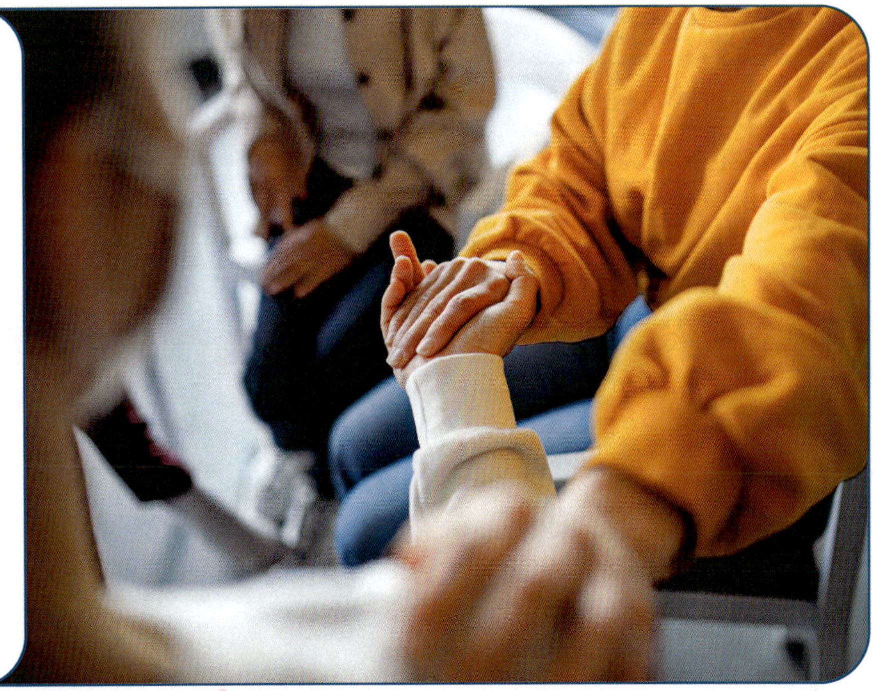

Cuando la exploración por TEP se combina con una TC, esto se conoce como exploración por TEP/TC.

- **La TEP con FDG** utiliza un radiomarcador llamado fluorodesoxiglucosa (FDG). Esta exploración es más útil cuando los resultados de otros estudios por imágenes no son claros.

Ecografía

La ecografía usa ondas sonoras de energía alta para generar imágenes del interior del cuerpo. Es similar a la ecografía utilizada para el embarazo. Se sostiene una sonda en forma de varilla (transductor) y se mueve sobre el cuello con un gel. La ecografía no utiliza rayos X, por lo que puede repetirse todas las veces que sea necesario.

Radiografía dental panorámica

Una radiografía dental panorámica (Panorex) utiliza una dosis muy pequeña de radiación para capturar toda la boca en una sola imagen, incluidos los dientes, las mandíbulas superior e inferior, y las estructuras y tejidos circundantes. Es una prueba que suelen realizar los dentistas y cirujanos orales en la práctica diaria y puede utilizarse para planificar el tratamiento de dentaduras postizas, ortodoncia, extracciones e implantes. Si un diente en particular genera mayor preocupación, el dentista puede solicitar una radiografía diferente llamada periapical que permite evaluar mejor y con mayor precisión la pieza dental.

Procedimientos de endoscopia

Algunos estudios de diagnóstico por imágenes utilizan una herramienta delgada con forma de tubo, llamada endoscopio, que se introduce por la boca o nariz para examinar la orofaringe y obtener imágenes. Un extremo del endoscopio tiene una pequeña luz y una cámara para ver el interior del cuerpo. La imagen se envía a una pantalla o monitor. Esto también ayudará a guiar al médico durante una biopsia.

Es posible utilizar más de un tipo de endoscopio para realizar estudios de diagnóstico por imágenes. La endoscopia puede utilizarse para determinar el tamaño y la extensión del tumor, así como para tomar una muestra. Antes de una endoscopia, se le administrará un aerosol tópico para adormecer la garganta.

A continuación, se describen las posibles endoscopias. Sin embargo, puede que no se le realice una.

Nasofaringolaringoscopia con fibra óptica

La nasofaringolaringoscopia con fibra óptica se utiliza para examinar la laringe y las estructuras cercanas. Se realiza mientras la persona está despierta con un aerosol tópico para dar mayor comodidad.

Laringoscopia y nasolaringoscopia

La laringoscopia es un examen de la parte posterior de la garganta, incluida la laringe o detrás de ella (hipofaringe). Se utiliza un laringoscopio, que es un tubo delgado y largo con una luz de fibra óptica. La laringe es donde se ubican las cuerdas vocales y donde se genera el habla. El laringoscopio se utiliza para detectar tumores en la garganta, la laringe y la hipofaringe.

La laringoscopia se puede realizar de diferentes maneras:

- En la **laringoscopia indirecta**, se utiliza un pequeño espejo colocado en la parte posterior de la garganta. El médico arroja una luz sobre el espejo para observar la zona de la garganta. Se pueden utilizar medicamentos para adormecer la parte posterior de la garganta.
- En la **laringoscopia de fibra óptica (nasolaringoscopia)**, se utiliza un pequeño endoscopio flexible que se introduce por la nariz hasta la garganta. Se le administrará un medicamento anestésico en la nariz. Este procedimiento suele durar menos de un minuto.
- La **laringoscopia directa** es un examen más detallado que se realiza bajo anestesia general en un quirófano. Se utiliza un endoscopio llamado laringoscopio que se coloca en la parte posterior de la garganta. Este procedimiento permite al médico ver más profundamente la garganta y tomar una muestra de tejido para biopsia. El propósito de la laringoscopia directa es identificar el tumor primario (principal) y determinar si es resecable (se puede extirpar quirúrgicamente).

Biopsia

La biopsia es la extracción de una muestra de tejido del tumor o grupo de células para analizarla. Es un paso importante para realizar un diagnóstico preciso. Un anatomopatólogo, que es un especialista que identifica enfermedades mediante el estudio de células y tejidos, examinará la muestra de la biopsia y observará el aspecto general y el tamaño, la forma y los tipos de células. Esto se denomina revisión histológica o histopatológica. Las pruebas de laboratorio se realizan en el tumor después de extirparlo.

Existen diferentes tipos de biopsias que se realizan para el cáncer de garganta. La aspiración con aguja fina, la biopsia con aguja fina y la biopsia por punción con aguja gruesa utilizan agujas de diferentes tamaños para extraer una muestra de tumor o ganglio linfático. Es posible guiar la biopsia del ganglio linfático mediante una ecografía o una TC.

Biopsia de metástasis

La metástasis es la extensión del cáncer de garganta a una zona del cuerpo fuera del cuello, como el pulmón o los ganglios linfáticos distantes. Es posible que se necesite una biopsia de las metástasis para confirmar la presencia de cáncer. Si hay más de una metástasis, se puede realizar una biopsia en cada sitio. El tipo de biopsia utilizado depende de la ubicación de la presunta metástasis y otros factores.

Pruebas de biomarcadores

Se puede analizar una biopsia del tumor o los ganglios linfáticos para detectar mutaciones en los genes, niveles de proteínas u otras características moleculares. Algunas veces, también se llaman estudios moleculares, perfiles tumorales, secuenciación tumoral, perfiles de expresión génica o pruebas genómicas. Estas pruebas suelen utilizarse en cánceres de cabeza y cuello avanzados o muy extendidos (metastásicos).

Mutación de MSI-H/dMMR

Los microsatélites son cadenas cortas y repetidas de ADN. Cuando se producen errores o defectos, se solucionan con proteínas de reparación de desajustes (MMR). Algunos tipos de cáncer tienen cambios o mutaciones de ADN que generan cambios que impiden que se corrijan estos errores. Esto se denomina inestabilidad microsatelital (MSI) o deficiencia de reparación de desajustes (dMMR). Cuando las células cancerosas tienen más de una cantidad normal de microsatélites, se denomina MSI-H (inestabilidad de microsatélites alta). Esto a menudo se debe a los genes dMMR.

Prueba de PD-L1/puntaje PPC

PD-L1 es una proteína inmunitaria que activa el sistema inmunitario para combatir mejor las células cancerosas. Si se encuentra (se expresa) esta proteína en la superficie de las células cancerosas, puede hacer que las células del sistema inmunitario ignoren a las células cancerosas e inhiban la respuesta inmunitaria antitumoral. La expresión de PD-L1 se mide mediante un puntaje positivo combinado (PPC), que mide las proteínas inmunitarias del tumor y del sistema inmunitario.

Prueba del tumor p16 (VPH)

Se recomienda realizar la prueba de VPH mediante p16 para todas las personas diagnosticadas con cáncer de garganta (orofaríngeo). Se utiliza para obtener más información sobre su cáncer. Las pruebas se realizarán mediante una biopsia del tumor, ya sea de la garganta, un ganglio linfático u otras partes del cuerpo, si es necesario.

Carga mutacional tumoral

Cuando hay 10 o más mutaciones por millón de pares de bases de ADN tumoral, se denomina carga mutacional tumoral alta (TMB-H). Los cánceres TMB metastásicos o irresecables suelen tratarse con inmunoterapia, como pembrolizumab, que se dirige a las proteínas PD-1 y PD-L1.

Pruebas de mutación tumoral

Es posible que se utilice una muestra de sangre o del tumor para ver si las células cancerosas tienen mutaciones específicas del ADN (mutaciones somáticas). Esta es una prueba de ADN distinta de las pruebas genéticas para mutaciones que puede haber heredado de sus padres biológicos (mutaciones de la línea germinal). En las pruebas de mutación tumoral, solo se analiza el tumor y no el resto del cuerpo.

Puntos clave

- Se usarán los resultados de una biopsia, análisis de sangre y estudios de diagnóstico por imágenes para determinar qué tratamientos son los mejores para su cáncer de garganta.
- El cáncer de cabeza y cuello y su tratamiento pueden afectar la salud de la mandíbula, los dientes y las encías. Informe a su dentista sobre su diagnóstico de cáncer de cabeza y cuello ni bien lo sepa y manténgase al día con sus limpiezas y controles dentales regulares.
- El tratamiento puede afectar la fertilidad. Hable con su equipo de atención médica sobre sus inquietudes y si está planeando un embarazo ahora o en un futuro próximo.
- Los estudios de diagnóstico por imágenes toman fotografías del interior del cuerpo y se utilizan para obtener más información sobre el tipo, el tamaño y la ubicación del tumor.
- La biopsia es la extracción de una muestra de tejido o grupo de células para analizarla. Se realizarán pruebas de laboratorio con las células obtenidas por biopsia.
- Fumar o consumir alcohol de forma excesiva afectará los resultados de su tratamiento y aumentará su toxicidad. Es muy recomendable buscar ayuda para dejar de fumar o vapear.

Preguntas para hacer

- ¿Qué pruebas tendré que hacerme?
- ¿Mi seguro pagará estas pruebas?
- ¿Qué pruebas se realizarán en el tumor y los ganglios linfáticos?
- ¿Quién me explicará los resultados de las pruebas?
- ¿Qué otra información necesitan reunir antes de que inicie el tratamiento?

¿Cuál es el siguiente paso?

Ahora que ha aprendido sobre los diferentes tipos de pruebas que podría recibir, en el siguiente capítulo se explicará cómo se estadifica el cáncer de garganta. La estadificación es parte de la planificación del tratamiento.

3

Estadificación del cáncer de garganta

La estadificación del cáncer sirve para guiar las decisiones de tratamiento. Describe el tamaño y la ubicación del tumor y si el cáncer se ha extendido a los ganglios linfáticos u otras partes del cuerpo. La prueba de p16 (VPH) es una parte importante de la estadificación. En este capítulo, se explican los estadios del cáncer de garganta.

¿Cómo se estadifica el cáncer de garganta?

El estadio del cáncer es una forma de describir el cáncer en el momento en que se diagnostica por primera vez. Según los estudios, a su cáncer se le asignará un estadio. La estadificación ayuda a predecir el pronóstico y a tomar decisiones sobre el tratamiento. El pronóstico es el curso que probablemente tomará su cáncer.

La estadificación del cáncer de garganta suele realizarse dos veces: antes y después de una biopsia o cirugía para extirpar el tumor y los ganglios linfáticos.

Información que se recaba durante la estadificación:

- **Tamaño y ubicación del tumor (T):** ¿Dónde se encuentra ubicado el tumor? ¿Qué tan grande es el tumor? ¿Se ha extendido a zonas cercanas?
- **Extensión a los ganglios linfáticos cercanos (N):** ¿El cáncer se ha extendido a los ganglios linfáticos cercanos? En caso afirmativo, ¿a cuántos? ¿Dónde?
- **Extensión (metástasis) hacia zonas alejadas (M):** ¿El cáncer se ha extendido a órganos distantes, como los pulmones o el hígado?
- **Grado del cáncer (G):** ¿Cuánto se parecen las células cancerosas a las células normales?
- **Pruebas de biomarcadores:** ¿El cáncer tiene algún gen, proteína como la p16 o mutaciones que puedan indicar el tratamiento?

La estadificación se basa en una combinación de información para llegar a un estadio final numerado. A menudo, no se dispone de toda la información en la evaluación inicial. Se puede recopilar más información a medida que comienza el tratamiento.

Clasificación TNM

El sistema TNM (tumor, ganglio y metástasis) se usa para estadificar el cáncer de garganta. En este sistema, las letras T, N y M describen diferentes áreas del crecimiento del cáncer. Según los resultados de las pruebas, se asigna un puntaje o número a cada letra. Cuanto más alto el número, más grande es el tumor o mayor es la extensión del cáncer. Estas puntuaciones se combinan para asignar un estadio al cáncer. Un ejemplo del sistema TNM se vería así: T1N0M0 o T1, N0, M0.

T = Tumor

La T describe el tamaño del tumor principal (primario) y si este ha crecido hacia el tejido cercano (extensión tumoral). El tamaño del tumor se mide en centímetros (cm) o milímetros. Una pelota de golf mide 4 cm y un guisante, 1 cm.

N = Ganglios linfáticos regionales

En todo el cuerpo hay cientos de ganglios linfáticos. Funcionan como filtros para ayudar a combatir las infecciones y eliminar las sustancias nocivas del cuerpo. La cabeza y el cuello tienen una red de más de 300 ganglios linfáticos. Están unidos por músculos, nervios, vasos sanguíneos y vasos linfáticos. El cáncer de garganta puede extenderse a los ganglios linfáticos cercanos a la cabeza y el cuello.

Los ganglios linfáticos regionales se encuentran cerca del tumor. El cáncer que se encuentra en los ganglios linfáticos regionales es una metástasis de los ganglios linfáticos. Esto es diferente de una metástasis a distancia, que se encuentra fuera del cuello (en los pulmones, por ejemplo). Cuando el cáncer ha crecido y se extiende fuera de los ganglios linfáticos, se denomina extensión extraganglionar (ENE) o extensión extraganglionar positiva (ENE+). Cuando el cáncer no se ha extendido fuera de los ganglios linfáticos, se denomina extensión extraganglionar negativa (ENE-).

M = Metástasis

La metástasis se produce cuando el cáncer se ha extendido a partes distantes del cuerpo. Los sitios más comunes de metástasis son los ganglios linfáticos fuera de la cabeza y el cuello. Otras áreas comunes son los pulmones y los huesos. La biopsia de una metástasis depende de la ubicación y el tamaño.

Los tumores de cabeza y cuello se miden en centímetros: como referencia, una pelota de béisbol mide 7 cm; una pelota de golf, 4 cm y un guisante, 1 cm.

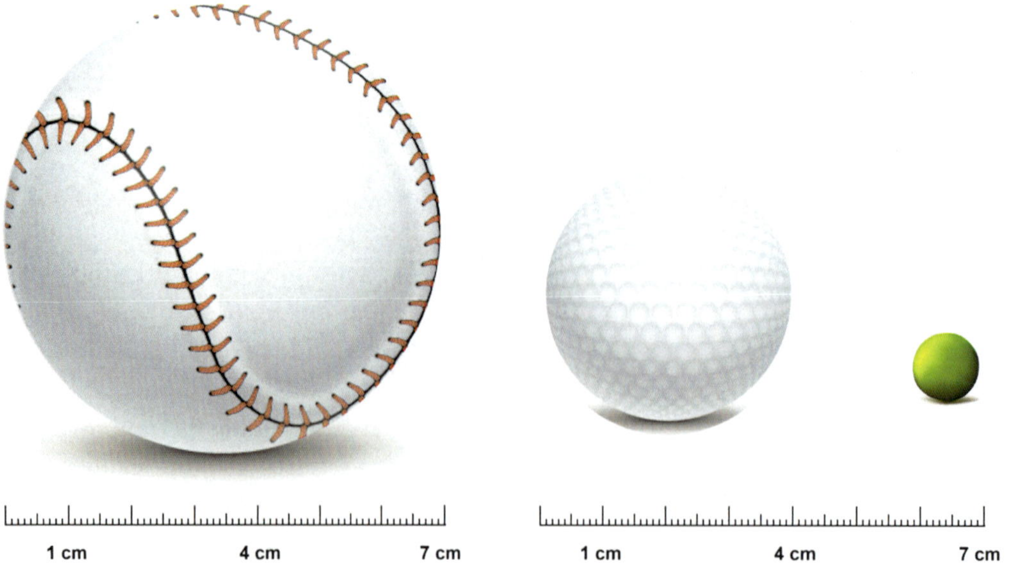

Grado tumoral

Otro factor utilizado en la estadificación es el grado del tumor. El grado describe qué tan anormales se ven las células tumorales al microscopio (características histológicas). Los cánceres de alto grado tienden a crecer y extenderse más rápido que los cánceres de bajo grado. GX significa que no se puede determinar el grado, seguido de G1, G2 y G3 y G4.

- G4 es el grado más alto para el cáncer de garganta p16- (VPH-).
- No existe un sistema de clasificación para el cáncer de garganta p16+ (VPH+).

Estadios del cáncer numerados

Los estadios del cáncer numerados se basan en la clasificación TNM. Los estadios van del estadio 0 al estadio 4, que es el más avanzado. También se pueden escribir como estadio 0, estadio I, estadio II, estadio III y estadio IV.

Ganglios linfáticos en la cabeza y el cuello

Hay más de 300 ganglios linfáticos en la cabeza y el cuello. Si los tumores de cabeza y cuello se extienden, lo más común es que se dirijan a los ganglios linfáticos cercanos.

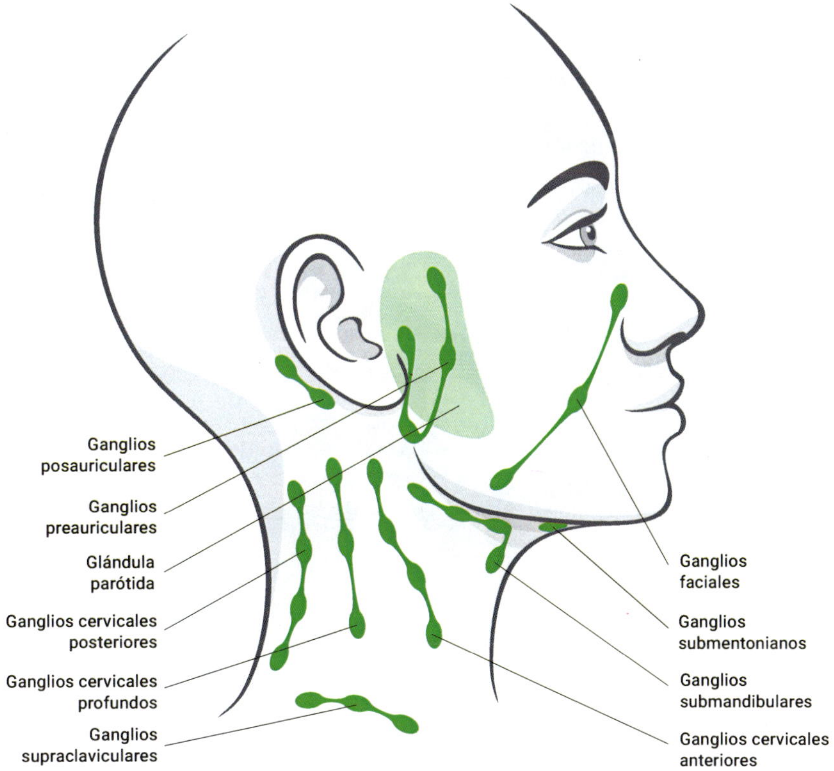

Estadios del cáncer de garganta p16- (VPH-)

A continuación, se describen los estadios generales del cáncer de garganta p16- (VPH-):

- **Estadio 0**: se trata del carcinoma *in situ*, cuando las células cancerosas se encuentran únicamente en el epitelio (capa de células escamosas) de la garganta.
- **Estadio 1 (cáncer de garganta en estadio temprano)**: el tumor es de 2 centímetros (cm) o menos. No hay cáncer en ningún ganglio linfático.
- **Estadio 2 (cáncer de garganta en estadio temprano)**: el tumor mide entre 2 y 4 cm. No hay cáncer en ningún ganglio linfático.
- **Estadio 3 (cáncer de garganta localmente avanzado)**: el tumor mide más de 4 cm o ha crecido hacia el colgajo de la epiglotis que cierra las vías respiratorias en la tráquea. Podría haber cáncer en un ganglio linfático del mismo lado del cuello que el tumor. El cáncer en el ganglio linfático mide menos de 3 cm.
- **Etapa 4A (cáncer de garganta localmente avanzado)**: el tumor se ha extendido a zonas como la laringe, los músculos de la lengua y la mandíbula, el paladar (paladar duro) o la mandíbula. Hay cáncer en más de un ganglio linfático y mide menos de 6 cm. El cáncer no ha crecido fuera de los ganglios linfáticos.
- **Estadio 4B (cáncer de garganta muy avanzado)**: el tumor se ha extendido a zonas como los músculos y huesos que controlan la masticación, la nasofaringe, la base del cráneo o la arteria carótida. El cáncer en los ganglios linfáticos mide más de 6 cm o puede haber crecido fuera de ellos, lo que se denomina extensión extraganglionar (ENE).
- **Estadio 4C (cáncer de garganta metastásico)**: el cáncer se ha extendido fuera de la cabeza y el cuello a otras partes del cuerpo, como los pulmones o ganglios linfáticos distantes.

Estadios del cáncer de garganta p16+ (VPH+)

A continuación, se describen los estadios generales del cáncer de garganta p16+ (VPH+):

- **Estadio 1 (cáncer de garganta en estadio temprano)**:
el tumor es de 2 centímetros (cm) o menos. Podría haber cáncer en los ganglios linfáticos del mismo lado del cuello. El cáncer en el ganglio linfático mide 3 cm o menos.
- **Estadio 2 (cáncer de garganta en estadio temprano)**: el tumor mide entre 2 y 4 cm. Puede haber cáncer en los ganglios linfáticos de cualquier lado del cuello. El cáncer en los ganglios linfáticos mide menos de 6 cm.
- **Estadio 3 (cáncer de garganta localmente avanzado)**: el tumor mide más de 4 cm o ha crecido hacia el colgajo de la epiglotis que cierra las vías respiratorias en la tráquea u otras estructuras cercanas. Podría haber cáncer en varios ganglios linfáticos de cualquier lado del cuello o medir más de 6 cm.
- **Estadio 4 (cáncer de garganta metastásico)**:
el cáncer se ha extendido fuera de la cabeza y el cuello a otras partes del cuerpo, como los pulmones o ganglios linfáticos distantes.

Estadificación del cáncer de garganta

Una parte importante de la estadificación del cáncer de garganta incluye la prueba tumoral de la proteína p16. Cuando se detecta un exceso (sobreexpresión) de p16 en el cáncer de garganta, significa que el cáncer generalmente es causado por el VPH (virus del papiloma humano).

El VPH tipo 16 (VPH16) es responsable de la mayoría de los tipos de cáncer de garganta. El VPH16 se confirma mediante una prueba para detectar la p16.

- El cáncer de garganta **p16 negativo (p16-)** no es causado por el VPH. Es VPH-negativo (VPH-).
- El cáncer de garganta **p16 positivo (p16+)** suele estar causado por el VPH. Esto se denomina cáncer relacionado con el VPH o mediado por el VPH. El cáncer de garganta p16+ puede ser VPH-.
- El cáncer de garganta **VPH positivo (p16-)** que es p16- es muy poco frecuente y no está relacionado con el VPH. Estos tipos de cáncer se tratan como cánceres p16-.

Puntos clave

- Los estadios del cáncer sirven para tomar decisiones acerca del tratamiento.
- La estadificación describe el tamaño y la ubicación del tumor y si el cáncer se ha extendido a los ganglios linfáticos o a otros órganos o partes del cuerpo.
- En el cáncer de garganta, la prueba de p16 (VPH) es una parte importante de la estadificación. Cuando se detecta un exceso (sobreexpresión) de p16 en el cáncer de garganta, significa que el cáncer generalmente es causado por el virus del papiloma humano (VPH).
- Los tumores con un resultado positivo para p16 (p16+) se estadifican y tratan de forma diferente a los tumores con un resultado negativo para p16 (p16-).
- Los cánceres de cabeza y cuello suelen extenderse a los ganglios linfáticos del cuello (cervicales) cercanos. El cáncer de garganta puede extenderse a los ganglios linfáticos de ambos lados del cuello.
- El cáncer de garganta se ha extendido fuera de la cabeza y el cuello a otras partes del cuerpo, como los pulmones o ganglios linfáticos distantes.

Preguntas para hacer

- ¿En qué estadio se encuentra mi cáncer?
- ¿Cómo se clasifica mi cáncer? ¿Estadio temprano, localmente avanzado, muy avanzado o metastásico?
- ¿Hay cáncer en otras zonas como ganglios linfáticos o pulmones?
- ¿La prueba del tumor fue positiva para p16 o VPH?
- ¿Qué significa el estadio del cáncer en cuanto a la supervivencia y calidad de vida?

¿Cuál es el siguiente paso?

En el próximo capítulo, se ofrece una descripción de las opciones de tratamiento y qué esperar.

4

Tipos de tratamiento

En este capítulo, se ofrece una descripción general de las opciones de tratamiento y qué esperar. Juntos, usted y su equipo de atención médica elegirán un plan de tratamiento que sea mejor para usted.

Los resultados de los estudios de diagnóstico por imágenes, la biopsia y la prueba de p16 tumoral (VPH) se utilizarán para determinar un plan de tratamiento según el estadio del cáncer.

Su equipo de atención médica

Las personas con cáncer de cabeza y cuello deben recibir tratamiento en centros oncológicos experimentados.

El tratamiento del cáncer requiere un abordaje en equipo. Las decisiones sobre el tratamiento deben estar a cargo de un equipo multidisciplinario de profesionales de atención médica y atención psicosocial de diferentes entornos que tengan conocimiento y experiencia sobre su tipo de cáncer. Este equipo debe reunirse para planificar e implementar su tratamiento. Pregunte quién coordinará su atención.

Algunos integrantes de su equipo de atención médica estarán a su lado durante todo el tratamiento del cáncer, en tanto otros estarán presentes durante ciertos momentos. Conozca a su equipo de atención médica y ayúdelos para que lo conozcan a usted.

Su equipo de atención médica

El tratamiento del cáncer de cabeza y cuello es complejo. De acuerdo con el tipo y la ubicación del tumor, el equipo de atención médica puede incluir algunos de los siguientes especialistas.

- El **otorrinolaringólogo** es un médico que diagnostica y trata trastornos del oído, la nariz y la garganta.
- El **oncólogo** es un médico que diagnostica y trata el cáncer. Los tipos de oncólogos son dentales, clínicos, radiólogos y cirujanos.
- El **cirujano de cabeza y cuello, el otorrinolaringólogo o el cirujano oncólogo** pueden realizar operaciones para extirpar el cáncer de garganta.
- La **fisioterapia y la rehabilitación** ayudan a mejorar la función y la calidad de vida de las personas con cáncer de garganta. Puede incluir fisioterapia, terapia del habla y de la deglución, manejo del dolor o tratamiento para la inflamación del cuello.
- Los **nutricionistas y dietistas** pueden recomendar alimentos para favorecer la recuperación y controlar los efectos secundarios del tratamiento.

Cirugía

La cirugía es una operación o procedimiento para extirpar el cáncer del cuerpo. Al prepararse para la cirugía, debe consultar con un cirujano de cabeza y cuello, un otorrinolaringólogo o un cirujano oncólogo con experiencia en cáncer de cabeza y cuello. El cirujano debe ser experto en el tipo de cirugía al que se someta. Los hospitales que hacen muchas cirugías suelen tener mejores resultados. Puede pedir que lo deriven a un hospital o centro oncológico que tenga experiencia en el tratamiento de su tipo de cáncer.

La extirpación del cáncer mediante cirugía puede llevarse a cabo de diferentes maneras, según las circunstancias específicas, como el tamaño y la ubicación del tumor, si hay cáncer en algún órgano o tejido circundante, y su anatomía única. La cirugía se planifica según la mejor forma y la más segura de eliminar el cáncer.

Al planificar la cirugía, debe preguntar cómo podría verse afectada su capacidad para respirar, tragar, hablar y masticar, así como su apariencia. A veces, los nervios deben cortarse y coserse, o extirparse, como parte de la cirugía oncológica. Los ganglios linfáticos suelen extirparse. Este es el momento de preguntar cómo podrían verse su cuello y rostro después de la cirugía.

Objetivo de la cirugía

El objetivo de la cirugía es extirpar todo el cáncer y optimizar sus capacidades funcionales, como masticar, tragar, respirar y hablar.

Durante la cirugía, se extirpa el tumor junto con una parte de tejido de aspecto normal que se encuentra alrededor del borde, llamado margen quirúrgico. El margen quirúrgico puede verse normal, pero aún puede tener células cancerosas.

El tratamiento habitual es la mejor manera que se conoce para tratar una enfermedad particular de acuerdo con los ensayos clínicos anteriores. Puede haber más de un tratamiento que se considere el tratamiento habitual. Pregúntele a su equipo de atención médica las opciones de tratamiento con las que cuenta y si podría participar de un ensayo clínico.

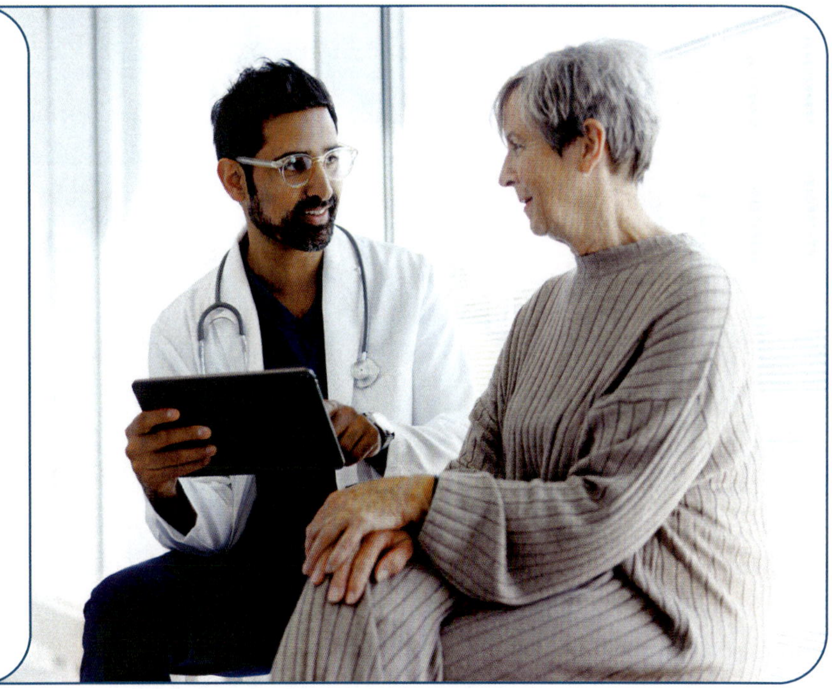

Si no se encuentran células cancerosas en el tejido alrededor del borde del tumor, hay un margen claro o negativo. Cuando hay margen positivo, las células cancerosas se encuentran en el tejido de aspecto normal alrededor del tumor. Su cirujano buscará atentamente el cáncer no solo a lo largo del margen quirúrgico, sino también en otras zonas cercanas. A pesar de los esfuerzos, no siempre es posible detectar todo el cáncer. A veces, los cirujanos no pueden extirpar el tumor con un margen libre de cáncer de forma segura. La cirugía suele implicar la extracción de los ganglios linfáticos.

Es posible que deba someterse a más de una cirugía. La cirugía también puede incluir la reparación o reconstrucción de cualquier tejido que se haya extirpado.

Después de este procedimiento, es probable que reciba tratamiento como radioterapia o tratamiento sistémico (farmacológico) para eliminar cualquier célula cancerosa que haya quedado. El tratamiento posterior a la cirugía se llama tratamiento o terapia adyuvante.

Resección tumoral

La cirugía para extirpar todo el tumor se denomina resección tumoral. En ocasiones, no es posible extirpar todo el tumor. Depende de la ubicación del tumor, las estructuras afectadas, la proximidad del tumor a órganos vitales y cómo se verán afectadas las capacidades funcionales (como la deglución y el habla). La extirpación de ganglios linfáticos suele formar parte de la cirugía oncológica.

Todas las personas con cáncer de cabeza y cuello deben consultar con un cirujano experto en cáncer de cabeza y cuello antes de comenzar el tratamiento.

Linfadenectomía

La cabeza y el cuello tienen una red de más de 300 ganglios linfáticos. Están unidos por músculos, nervios, vasos sanguíneos y vasos linfáticos. El cáncer de garganta suele extenderse a estas zonas y a los ganglios linfáticos cercanos o grupos de ganglios linfáticos llamados cadenas.

La extirpación de ganglios linfáticos o grupos de ganglios linfáticos en el cuello se denomina disección de ganglios linfáticos o disección del cuello y suele formar parte de la cirugía de resección tumoral. Los ganglios linfáticos se pueden extirpar del lado del cuello donde se encuentra el tumor principal (primario). Cuando el tumor está cerca del centro del cuello (línea media), se pueden extirpar ganglios linfáticos de ambos lados. El tipo de disección de ganglios linfáticos se basa en la ubicación del tumor y la información obtenida antes de la cirugía.

Hay diferentes tipos de disecciones de ganglios linfáticos:

- La **disección selectiva del cuello** extirpa algunos de los ganglios linfáticos regionales donde es probable que llegue el cáncer.

- La **disección integral del cuello** extirpa todos los ganglios linfáticos en un grupo o nivel.
- La **disección radical del cuello** extirpa todos los ganglios linfáticos y puede requerir la extirpación de venas, arterias, nervios o músculos junto a los ganglios.

Tratamiento sistémico

El tratamiento sistémico es una terapia farmacológica que actúa en todo el cuerpo. Los tipos incluyen quimioterapia, tratamiento dirigido e inmunoterapia.

Todos los tratamientos sistémicos que se mencionan en esta guía están recomendados y son adecuados. Cuando resulta útil, los expertos de NCCN también asignan un nivel de preferencia a sus recomendaciones de tratamientos sistémicos:

- Los **tratamientos preferidos** son los que cuentan con más pruebas de que pueden funcionar mejor y pueden ser más seguros que otros.
- Los **otros tratamientos recomendados** pueden proporcionar resultados eficaces, pero puede haber menos pruebas, más efectos secundarios o es posible que no funcionen tan bien como los preferidos.
- **En algunos casos, hay tratamientos específicos** que funcionan mejor para individuos con determinadas características del cáncer o circunstancias de salud.

Grupos o niveles de ganglios linfáticos del cuello

Los ganglios linfáticos cervicales se encuentran únicamente en el cuello. Aquí se muestran los 6 (VI) niveles de los grupos de ganglios linfáticos del cuello. Los ganglios linfáticos de los niveles 2, 3 y 5 tienen el mayor riesgo de metástasis de cáncer de garganta.

Grupos de ganglios linfáticos del cuello

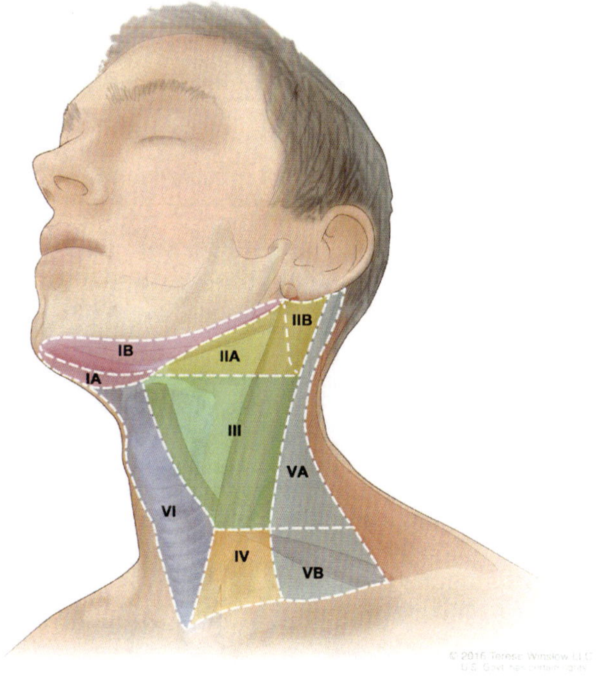

Para ver ejemplos de los tratamientos sistémicos, consulte la **Guía 2**.

Quimioterapia

La quimioterapia elimina las células de rápida división en todo el cuerpo, tanto las cancerosas como algunas de las normales. A veces, las quimioterapias se combinan o se utilizan con otros tratamientos sistémicos. Esto se llama quimioterapia con agentes múltiples. La quimioterapia podría ir seguida de radioterapia.

Quimiorradiación

En la quimiorradiación, la quimioterapia y la radioterapia se administran al mismo tiempo. Esto se llama quimiorradiación concomitante. Para el cáncer de garganta localmente avanzado, el cisplatino suele ser el fármaco de quimioterapia preferido que se administra junto con la radioterapia.

Otros tratamientos sistémicos que no son quimioterapia pueden administrarse simultáneamente con la radioterapia (tratamiento concurrente) o uno tras otro (tratamiento secuencial). Sin embargo, estos no se denominan quimiorradiación.

Tratamiento dirigido

El tratamiento dirigido afecta a una característica específica o única de las células cancerosas. Los tratamientos dirigidos buscan observar de qué manera las células cancerosas se desarrollan, se dividen y se mueven en el cuerpo. Estos medicamentos detienen o inhiben la acción de las moléculas que colaboran con el crecimiento y la supervivencia de las células cancerosas. Si el tumor presenta ciertas mutaciones, se podría administrar un tratamiento dirigido.

Guía 2
Tratamientos sistémicos

Ejemplos de quimioterapia	• Capecitabina (Xeloda) • Carboplatino (Kyxata) • Cisplatino • Docetaxel (Taxotere, Docivyx, Beizray) • Gemcitabina (Gemzar)	• Hidroxicarbamida (Hydrea) • Fluorouracilo por infusión • Metotrexato • Paclitaxel • Pemetrexed (Alimta)
Ejemplos de tratamiento dirigido	• Afatinib (Gilotrif) • Cetuximab (Erbitux) • Enfortumab vedotin-ejfv (Padcev) • Erdafitinib (Balversa)	
Ejemplos de inmunoterapia	• Ipilimumab (Yervoy) • Nivolumab (Opdivo) • Pembrolizumab (Keytruda)	

Inmunoterapia

El sistema inmunitario tiene muchos interruptores de encendido y apagado. Los tumores se aprovechan de los interruptores de apagado. La inmunoterapia puede bloquear estos interruptores de apagado, lo que ayuda al sistema inmunitario a encenderse nuevamente.

Si el tumor presenta un número alto de mutaciones o un puntaje positivo combinado (PPC) de al menos el uno por ciento (1 %) o más, se podría administrar inmunoterapia. La inmunoterapia puede administrarse sola o con quimioterapia o un tratamiento dirigido.

Consulte más información en *NCCN Guidelines for Patients: Efectos secundarios de la inmunoterapia* disponible en NCCN.org/patientguidelines y en la aplicación NCCN Patient Guides for Cancer.

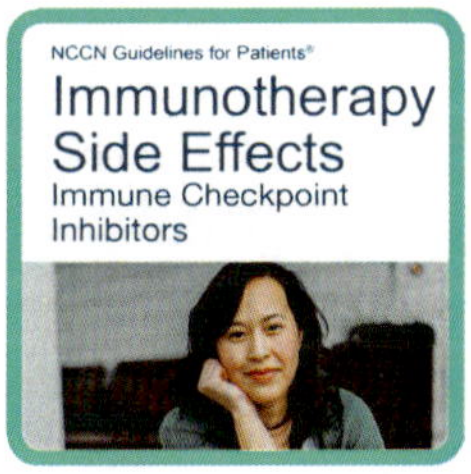

Radioterapia

La radioterapia utiliza rayos X de alta energía, fotones, electrones y otras fuentes para destruir las células cancerosas y reducir los tumores. Suele administrarse mediante una máquina computarizada externa, que puede ajustar el tratamiento para que se adapte mejor a la ubicación y al tamaño del tumor. El tratamiento se administra en pequeñas dosis diarias, generalmente durante 6 a 7 semanas en días laborales (de lunes a viernes), con los fines de semana libres. Se puede usar un dispositivo que se ajusta al cuerpo, similar a una máscara de portero de hockey, para mantener la cabeza y los hombros inmóviles durante el tratamiento. Si siente incomodidad en espacios reducidos, hable con el radiooncólogo para encontrar formas de relajarse y mantener la calma durante la radioterapia.

Visitará a su radiooncólogo al menos una vez a la semana para revisar su progreso y detectar efectos secundarios, como sarpullido similar a una quemadura solar, dolor en la boca, pérdida del

"No tengo claustrofobia, pero la máscara de inmovilización es ajustada. La radioterapia solo me lleva de 6 a 8 minutos al día en la camilla. Mantener los ojos cerrados y escuchar buena música me permitió sobrellevar la inmovilización".

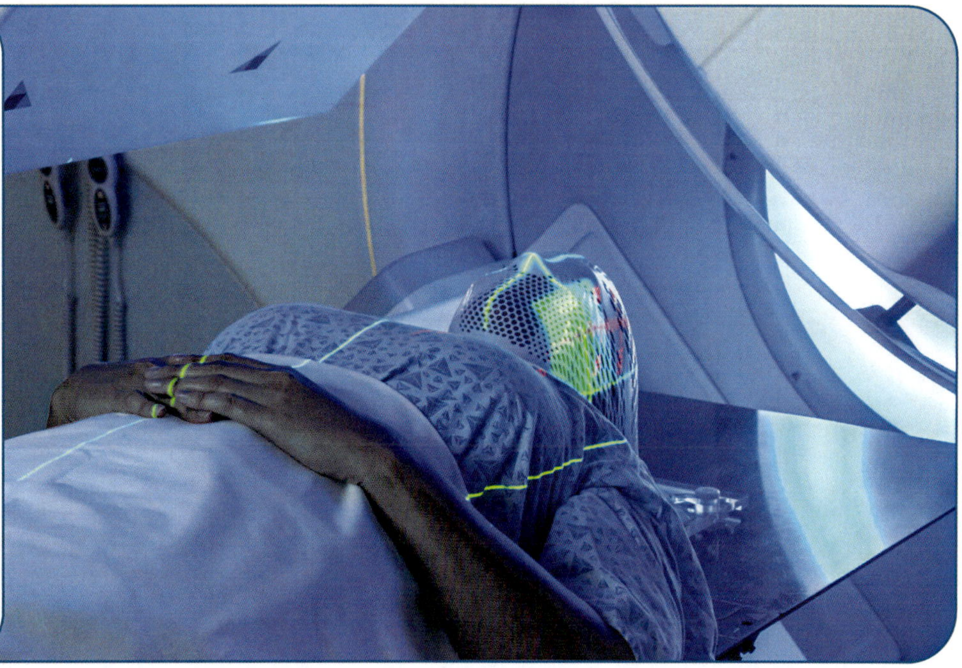

gusto, sequedad bucal, saliva espesa y dolor de garganta.

Antes de comenzar la radioterapia:

- Debería consultar a un dentista especializado o a un oncólogo dental para hacerse un control. La radioterapia tiene muchos efectos secundarios a largo plazo que pueden cambiar la vida y que es mejor abordar con anticipación.

La **radiografía dental panorámica** forma parte de la evaluación dental antes de la radioterapia. Se debe realizar para comprobar la salud de la mandíbula y los dientes y para determinar si necesita algún tratamiento dental antes de comenzar la radioterapia.

Es importante que informe a su dentista sobre su diagnóstico de cáncer de cabeza y cuello. Deberá agendar una consulta de rutina con su dentista cada 3 o 4 meses para contrarrestar los efectos secundarios de la radioterapia en la cabeza y el cuello.

La **radioterapia de intensidad modulada (RTIM)** utiliza pequeños haces de diferentes intensidades para adaptarse a la forma del tumor. Esto limita la cantidad de radiación que recibe el tejido normal. La RTIM se recomienda en el cáncer de garganta para minimizar la dosis de radiación en las estructuras críticas.

Dónde buscar ensayos clínicos

En los Estados Unidos

Centros oncológicos de NCCN
NCCN.org/cancercenters

The National Cancer Institute (NCI)
cancer.gov/about-cancer/treatment/clinical-trials/search

En el mundo

The U.S. National Library of Medicine (NLM)
clinicaltrials.gov

¿Necesita ayuda para buscar un ensayo clínico?

Servicio de Información de Cáncer (Cancer Information Service, CIS) del NCI
+1 800.4.CANCER (+1 800.422.6237)
cancer.gov/contact

Ensayos clínicos

También podría recibir tratamiento mediante un ensayo clínico. Un ensayo clínico es un tipo de estudio de investigación médica. Después de desarrollar y analizar en un laboratorio nuevas formas posibles de tratar el cáncer, es necesario estudiarlas en las personas. Si en un ensayo clínico se determina que un medicamento, un dispositivo o un método de tratamiento es seguro y eficaz, es posible que lo apruebe la Administración de Alimentos y Medicamentos de los Estados Unidos (FDA).

Todas las personas con cáncer deben considerar atentamente todas las opciones de tratamiento que existen para tratar su tipo de cáncer, incluidos los tratamientos habituales y los ensayos clínicos. Converse con su médico para evaluar si tiene sentido participar en un ensayo clínico.

Fases

La mayoría de los ensayos clínicos sobre el cáncer se centran en el tratamiento y se realizan por fases.

- En los ensayos de **fase 1**, se estudian la seguridad y los efectos secundarios de un fármaco en investigación o un método de tratamiento.
- En los ensayos de **fase 2**, se evalúa el grado en que un fármaco o método actúa contra un tipo de cáncer específico.
- En los ensayos de **fase 3**, se evalúa el fármaco o el método en comparación con el tratamiento habitual. Si los resultados son buenos, puede ser aprobado por la FDA.
- En los ensayos de **fase 4**, se estudian la seguridad y el beneficio de un tratamiento aprobado por la FDA.

¿Quién puede inscribirse?

Depende de las normas del ensayo clínico, denominadas criterios de elegibilidad. Las normas pueden referirse a la edad, el tipo y el estadio del cáncer, los antecedentes de tratamiento o el estado de salud general. Estos garantizan que los participantes se asemejen en formas específicas y que el ensayo sea lo más seguro posible para los participantes.

Consentimiento informado

Un equipo de investigación administra los ensayos clínicos. Este grupo de expertos revisará el estudio con usted en detalle, incluidos el propósito, y los riesgos y beneficios de participar. Toda esta información también se proporciona en un formulario de consentimiento informado. Lea el formulario detenidamente y haga preguntas antes de firmarlo. Tómese el tiempo que necesite para conversar con personas de su confianza. Tenga en cuenta que puede dejar el ensayo clínico y recibir un tratamiento fuera del ensayo clínico en cualquier momento.

¿Recibiré un placebo?

Los placebos (versiones inactivas de medicamentos reales) casi nunca se usan solos en los ensayos clínicos sobre el cáncer. Es frecuente recibir un placebo con el tratamiento habitual o un medicamento nuevo con el tratamiento estándar. Antes de inscribirse, se le informará, verbalmente y por escrito, si el ensayo clínico tiene previsto el uso de un placebo.

¿Los ensayos clínicos son gratuitos?

No tiene que pagar nada para inscribirse en un ensayo clínico. El patrocinador del estudio paga los costos relacionados con la investigación, incluido el fármaco del estudio. Pero es posible que tenga que pagar otros servicios, como transporte o servicios de cuidado infantil, debido a las consultas adicionales. Durante el ensayo, continuará recibiendo la atención habitual contra el cáncer. Este tipo de atención a menudo está cubierta por el seguro.

Puntos clave

- El tratamiento sistémico actúa en todo el cuerpo. Incluye quimioterapia, tratamiento dirigido e inmunoterapia.
- Los tratamientos dirigidos pueden bloquear las formas en que las células cancerosas se desarrollan, se dividen y se mueven en el cuerpo.
- La inmunoterapia utiliza las defensas naturales de su cuerpo para encontrar y destruir células cancerosas.
- La radioterapia utiliza rayos X de alta energía, protones, fotones y otras fuentes para destruir las células cancerosas y reducir los tumores.
- El tratamiento sistémico puede combinarse con la radioterapia.
- Un ensayo clínico es un tipo de investigación que estudia un tratamiento para determinar qué tan seguro es y qué tan bien funciona.

Preguntas para hacer

- ¿Cuál es su experiencia en el tratamiento del cáncer de cabeza y cuello?
- ¿Qué tratamiento recomienda y por qué?
- ¿Cuánto tiempo tomará el tratamiento?
- ¿Qué puedo esperar del tratamiento?
- ¿Existen opciones de ensayos clínicos para mí?

¿Cuál es el siguiente paso?

Ahora que ha leído sobre los diferentes tipos de tratamiento y qué esperar, en el siguiente capítulo se mencionan algunos de los efectos secundarios comunes de los tratamientos y qué se puede hacer para controlarlos.

5

Tratamiento complementario

El tratamiento complementario ayuda a controlar los síntomas del cáncer de garganta y los efectos secundarios de su tratamiento. En este capítulo, se analizan los posibles efectos secundarios.

¿Qué es el tratamiento complementario?

El tratamiento complementario es una parte importante de su atención oncológica. Tiene como objetivo mejorar su calidad de vida durante el tratamiento del cáncer y después de este. El tratamiento complementario es para todas las personas con cáncer y sus familias, no solo para las que se encuentran al final de la vida. También se conoce como cuidados paliativos.

El tratamiento complementario incluye una amplia variedad de servicios. Previene o maneja los síntomas del cáncer y los efectos secundarios del tratamiento del cáncer, como el dolor y la fatiga relacionada con la enfermedad. También aborda los problemas mentales, sociales, emocionales y espirituales a los que se enfrentan las personas con cáncer.

El tratamiento complementario proporciona ayuda con otras necesidades, como las siguientes:

- Toma de decisiones sobre el tratamiento.
- Coordinación de la atención médica.
- Pago de la atención médica.
- Planificación anticipada de la atención y relacionada con el final de la vida.

Lea más sobre los tipos de apoyo que puede recibir en *NCCN Guidelines for Patients: Cuidados paliativos* en NCCN.org/patientguidelines y en la aplicación NCCN Patient Guides for Cancer.

Los tumores de cabeza y cuello suelen afectar las capacidades funcionales de una persona, como masticar, tragar, hablar y respirar. También pueden afectar el gusto, el olfato, la audición, el sonido de su voz y su apariencia. Es recomendable tener todo preparado y comprender cómo el tratamiento podría causar cambios en estas funciones y en su apariencia.

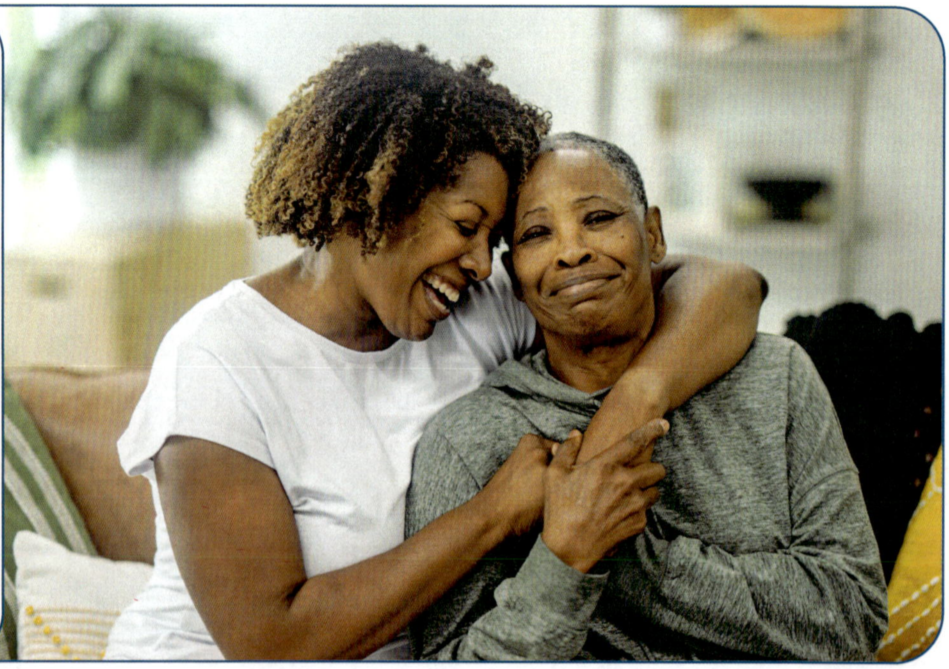

Efectos secundarios

El tratamiento del cáncer puede causar problemas de salud no deseados, llamados efectos secundarios. Algunos efectos secundarios pueden ser desagradables. Otros pueden ser perjudiciales para la salud. Los efectos secundarios dependen de muchos factores. Estos factores incluyen el tipo de medicamento y la dosis, la duración del tratamiento y la persona.

A continuación, se describen algunos posibles efectos secundarios del tratamiento del cáncer de garganta. Se enumeran en orden alfabético, pero no en orden de importancia.

Neuropatías craneales

Las neuropatías craneales son un síntoma común del cáncer de cabeza y cuello. Esto afecta los nervios de la cabeza y el cuello y puede causar lo siguiente:

- Dolor
- Mareos (vértigo)
- Debilidad muscular, entumecimiento u hormigueo en la cara, el cuello o los hombros
- Cambios en la visión, la audición, el gusto y el olfato

Las neuropatías craneales pueden afectar el habla, la deglución y la audición, lo que también dificulta la comunicación. Esto puede causar angustia y afectar su capacidad para realizar ciertas funciones y tareas en su hogar y en el trabajo.

Es posible que su tratamiento no revierta completamente estos síntomas. El tratamiento también puede empeorar o causar nuevas neuropatías craneales si el cáncer se localiza cerca de estructuras nerviosas o cerebrales sensibles.

Es importante informar a su equipo de atención médica sobre todos los efectos secundarios, incluso si presenta síntomas nuevos o si estos empeoran, para que se puedan controlar.

Pregunte a su médico sobre estos riesgos y qué puede hacer para minimizarlos. También puede solicitar una consulta con un terapeuta ocupacional o un patólogo del habla y del lenguaje, quien podría brindarle ayuda para recuperarse de estos síntomas.

Diarrea o estreñimiento

La diarrea son evacuaciones intestinales frecuentes y acuosas. Su equipo de atención médica le dirá cómo tratar la diarrea. Es importante beber mucho líquido.

El estreñimiento también es común, especialmente si se toman ciertos analgésicos, como analgésicos narcóticos y algunos medicamentos contra las náuseas. El estreñimiento se refiere a evacuaciones menos frecuentes y más difíciles. A menudo, se recomienda beber líquidos, mantenerse en actividad y tomar medicamentos para el estreñimiento.

Dificultad para comer, tragar o hablar

Debido a la ubicación del cáncer de garganta, la dificultad para comer, tragar o hablar son efectos secundarios comunes del tratamiento. La dificultad para tragar (disfagia) o el dolor al tragar (odinofagia) pueden ser causados por el cáncer o su tratamiento y pueden ser a largo plazo (crónicos). Los patólogos del habla y el lenguaje pueden ayudar a las personas con dificultad para tragar o hablar.

Dificultad para oler, hemorragias nasales y congestión

El sentido del olfato puede verse afectado por el cáncer o su tratamiento. El revestimiento de la cavidad nasal y los senos paranasales puede inflamarse o irritarse, lo que causa una sensación de congestión nasal. Es posible que le sangre la nariz o que tenga dolores de cabeza. Su equipo de atención médica podría recomendarle el uso de un humidificador u otras formas de aliviar la irritación nasal o sinusal.

Malestar emocional

Es común tener depresión, ansiedad y problemas para dormir al recibir un diagnóstico de cáncer. Hable con su equipo de atención médica y con quienes se encuentra a gusto sobre cómo se siente. Hay servicios, personas y medicamentos que pueden ayudar a aliviar el malestar.

Sequedad bucal

La xerostomía es el término médico para la sequedad bucal. El tratamiento para el cáncer de garganta puede afectar las glándulas salivales. Esto significa que es posible que no produzca tanta saliva como antes, por lo que su boca podría resecarse. Es un efecto secundario muy común después de la radiación y podría ser a largo plazo. Beber mucha agua y evitar las bebidas con cafeína, alcohol o azúcar puede ayudar. Existen enjuagues bucales especiales y pastillas sin azúcar que pueden ser útiles.

Fatiga

La fatiga es el cansancio extremo y la incapacidad de funcionar debido a la falta de energía. Puede ser provocada por el cáncer o puede ser un efecto secundario del tratamiento. Hágale saber a su equipo de atención médica cómo se siente y si la fatiga le impide hacer las cosas que disfruta. Cumplir con una dieta equilibrada, hacer ejercicio, yoga, acupuntura y recibir masajes puede ayudar. Es posible que se solicite una derivación a un nutricionista o dietista para que le brinde ayuda con la fatiga.

Inapetencia

Los efectos secundarios del cáncer de garganta o su tratamiento y el estrés de tener cáncer pueden hacer que no tenga apetito o sienta malestar estomacal (náuseas). Es posible que tenga la boca dolorida o dificultades para tragar.

Comer de forma saludable es importante durante el tratamiento. Incluye consumir una dieta equilibrada, ingerir la cantidad adecuada de comida y beber una cantidad suficiente de líquidos. Un nutricionista matriculado que sea experto en nutrición y alimentos puede ayudar. Es común que las personas con cáncer de cabeza y cuello bajen de peso. Puede que le recomienden consultar con un experto en nutrición antes de comenzar el tratamiento para ayudar a prevenir una pérdida de peso grave.

Baja cantidad de glóbulos sanguíneos

Algunos tratamientos para el cáncer provocan baja cantidad de glóbulos sanguíneos.

- La **anemia** es una afección en la que su cuerpo no tiene una cantidad suficiente de glóbulos sanos, lo que causa que se transporte menos oxígeno a las células. Puede cansarse fácilmente si tiene anemia.

- La **neutrocitopenia** hace referencia a una disminución de neutrófilos, un tipo de glóbulo blanco. Esto implica un riesgo de sufrir infecciones.
- La **trombocitopenia** es una afección en la que no hay suficientes plaquetas presentes en la sangre. Esto implica un riesgo de sufrir sangrado.

Linfedema

El linfedema es una afección en la que se acumula líquido linfático en los tejidos y causa hinchazón. Puede producirse cuando parte del sistema linfático está dañado o bloqueado, por ejemplo, durante la cirugía para extirpar los ganglios linfáticos o por la radioterapia. Los cánceres que bloquean los vasos linfáticos también pueden provocar linfedema.

La hinchazón en general aparece lentamente con el tiempo. Puede aparecer durante el tratamiento o puede comenzar años después de él. Si presenta linfedema, es posible que se ordene derivación a un experto en el tratamiento de linfedema. La inflamación se puede reducir mediante ejercicios, masajes, dispositivos de compresión y demás.

Náuseas y vómitos

Las náuseas y los vómitos son efectos secundarios comunes del tratamiento. Se le administrarán medicamentos para prevenir las náuseas y los vómitos.

Dolor

Informe a su equipo de atención médica si sufre dolores o molestias. Es posible que se reúna con un especialista en cuidados paliativos o con un especialista en dolor para controlarlo. Algunas personas pueden beneficiarse de la radioterapia paliativa para ayudar a aliviar el dolor causado por el tumor. Durante este tratamiento, se enfoca un haz de radiación sobre el tumor.

> **“Los efectos de la radioterapia son acumulativos. Aunque pueda verse y sentirse bien al final del ciclo, los efectos secundarios continuarán durante las semanas. Mi piel estaba roja y quemada al final de la radiación, pero empeoró mucho en las semanas posteriores. Lo mismo pasó con las úlceras bucales”.**

Quemadura por radiación

La dermatitis o quemadura por radiación es un efecto secundario común de la radioterapia. Puede causar cambios de color en la piel, sequedad, picazón, dolor, descamación, ampollas o inflamación. El profesional de atención médica puede ayudar a encontrar el mejor tratamiento para la quemadura por radiación.

Cuello rígido

El cáncer o su tratamiento pueden causar rigidez en el cuello y los hombros, así como dolor de cuello a largo plazo (crónico). El estrés de tener cáncer también puede causar rigidez en el cuello, los hombros, la mandíbula y la cabeza. Las actividades que implican movimiento (taichí, caminatas y estiramiento) y los masajes pueden ayudar a aliviar la rigidez del cuello y los hombros. Hable con su equipo de atención médica sobre cómo controlar el dolor de cuello crónico.

Efectos tardíos

Los efectos tardíos son efectos secundarios que ocurren meses o años después de que se diagnostica una enfermedad o después de que se finaliza el tratamiento. Los efectos tardíos pueden ser causados por el cáncer o el tratamiento del cáncer. Pueden incluir problemas de salud física, mental y social y tumores secundarios. Cuanto antes se traten los efectos tardíos, mejor. Pregúntele a su equipo de atención médica qué efectos tardíos podrían presentarse. Esto le permitirá saber qué alternativa buscar.

Supervivencia

Una persona es sobreviviente del cáncer desde el momento del diagnóstico hasta el final de su vida. Después del tratamiento, se controlará su salud para determinar los efectos secundarios y la reaparición del cáncer. Esto es parte de su plan de atención de supervivencia. Es importante que no falte a las consultas de seguimiento y a las citas para los estudios de diagnóstico por imágenes. Busque una atención médica de rutina, incluidas visitas regulares al médico para obtener atención preventiva y realizarse estudios de detección del cáncer.

El plan de atención de supervivencia personalizado incluye un resumen de los posibles efectos a largo plazo del tratamiento, llamados efectos tardíos, y una lista de las pruebas de seguimiento. Consulte cómo se coordinará su proveedor de atención primaria con los especialistas para su atención de seguimiento.

Recursos sobre el tratamiento complementario

Puede encontrar más información sobre el tratamiento complementario en NCCN.org/patientguidelines y en la aplicación NCCN Patient Guides for Cancer.

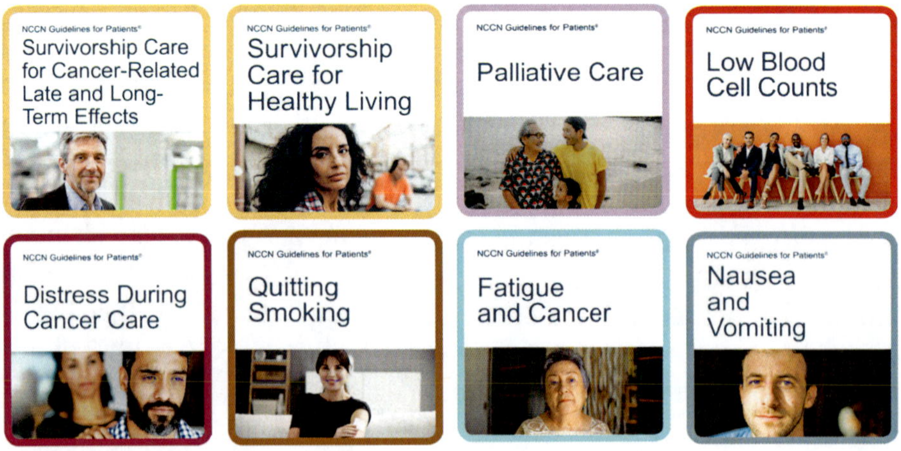

Puntos clave

- El tratamiento complementario es atención médica que alivia los síntomas causados por el cáncer o su tratamiento y mejora la calidad de vida. Siempre se administra el tratamiento complementario.
- Todos los tratamientos para el cáncer causan problemas de salud no deseados llamados efectos secundarios. Los efectos secundarios dependen de muchos factores. Estos factores incluyen el tipo de medicamento y la dosis, la duración del tratamiento y la persona.
- Algunos efectos secundarios son muy poco frecuentes. Pregunte a su equipo de atención médica qué puede esperar.
- Avise a su equipo de atención médica si tiene síntomas nuevos o si los síntomas se agravan.

Preguntas para hacer

- ¿Cuáles son los efectos secundarios de este tratamiento?
- ¿Cómo se tratan estos efectos secundarios?
- ¿Qué debo hacer si noto cambios en mi afección?
- ¿Qué debo hacer si noto algún efecto secundario el fin de semana o fuera del horario de atención?
- ¿Podrá mi equipo de atención médica comunicarse con el equipo del servicio de emergencias o de urgencias?

¿Cuál es el siguiente paso?

En el próximo capítulo, se describen las opciones de tratamiento para el cáncer de garganta en estadio temprano o localmente avanzado con un resultado negativo para p16.

6

Cáncer de garganta p16- (VPH-)

El cáncer de garganta p16 negativo (p16-) no es causado por el VPH16. El tratamiento se basa en la ubicación del tumor y si hay cáncer en los ganglios linfáticos.

En el caso del cáncer de garganta, se analizan muestras tumorales para detectar la proteína p16 y determinar la presencia de infección por VPH. Esta es una parte clave de la estadificación que se tiene en cuenta al tomar decisiones sobre el tratamiento. El cáncer de garganta p16 negativo (p16-) presenta un resultado negativo para el VPH16. Esta información y otros factores, como su salud general, se tienen en cuenta al tomar decisiones sobre el tratamiento. Sus preferencias sobre el tratamiento siempre son importantes. Hable con su equipo de atención médica y hágale saber cuáles son sus deseos.

Cáncer de garganta p16- en estadio temprano

En el estadio temprano del cáncer de garganta, el tumor mide 4 cm o menos y puede haber cáncer en un ganglio linfático.

Las opciones de tratamiento incluyen lo siguiente:

- Cirugía para extirpar el tumor y cualquier ganglio linfático que pueda tener cáncer (lo que se denomina resección tumoral y disección del cuello). Después de la cirugía, se puede administrar radioterapia o tratamiento sistémico con radioterapia.
- Radioterapia.
- Tratamiento sistémico administrado al mismo tiempo que la radioterapia (tratamiento concurrente).
- Ensayo clínico.

El tiempo recomendado entre la cirugía y la radioterapia es de 6 semanas o menos.

Si el cáncer presenta la proteína PD-L1 y tiene un puntaje positivo combinado (PPC) de al menos el uno por ciento (1 %) o más, podría recibir pembrolizumab (Keytruda) antes y después de la cirugía, o un tratamiento que combine pembrolizumab y cisplatino con radioterapia (quimiorradiación).

Para conocer los tratamientos sistémicos administrados con radioterapia, consulte la **Guía 3**.

“

Tuve que intentar volver a aprender cosas sencillas como hablar, comer y respirar. Quería que fuera rápido. Quería poder comer, hablar y hacer las cosas que normalmente hacía. Mi consejo es tener paciencia y aceptar que las cosas podrían no ser como antes del tratamiento”.

Cáncer de garganta p16- localmente avanzado

En el cáncer de garganta p16- (VPH-) localmente avanzado, el tumor mide más de 4 cm y el cáncer se encuentra en uno o más ganglios linfáticos. El tumor podría haber crecido a zonas cercanas, como el colgajo de la epiglotis que cierra las vías respiratorias hacia la tráquea, la laringe, la mandíbula u otras estructuras.

Las opciones de tratamiento incluyen lo siguiente:

- Tratamiento sistémico concurrente con radioterapia.
- Cirugía para extirpar el tumor y los ganglios linfáticos. Después de la cirugía, se puede administrar radioterapia o tratamiento sistémico con radioterapia.
- Ensayo clínico.

Si el cáncer presenta la proteína PD-L1 y tiene un PPC de al menos el uno por ciento o más, podría recibir pembrolizumab antes y después de la cirugía, o un tratamiento que combine pembrolizumab y cisplatino con radioterapia (quimiorradiación).

Para conocer los tratamientos sistémicos administrados con radioterapia, consulte la **Guía 3**.

Guía 3
Opciones de tratamiento sistémico

	Administrado con radioterapia después de la cirugía	Administrado al mismo tiempo que la radioterapia (concurrente)
Tratamientos preferidos	• Cisplatino	• Cisplatino en dosis alta • Carboplatino, fluorouracilo por infusión
Otros tratamientos recomendados	• No se recomienda ninguno	• Cisplatino • Carboplatino, paclitaxel
Tratamientos utilizados en determinados casos	• Docetaxel (si no se puede administrar cisplatino) • Docetaxel más cetuximab	• Docetaxel • Cetuximab • Cisplatino, fluorouracilo por infusión • Cisplatino, paclitaxel • Fluorouracilo, hidroxicarbamida

Atención de seguimiento

Después del tratamiento, se controlará si tiene efectos secundarios y si el cáncer ha regresado, lo que denomina recidiva. El seguimiento general incluye visitas al médico, análisis de sangre, estudios de diagnóstico por imágenes y tratamiento complementario según sea necesario. Es importante contactar a su médico de inmediato si nota algún cambio en la cabeza o el cuello. Para conocer la atención de seguimiento general, consulte la **Guía 4**.

Cuando sea posible, es muy recomendable buscar tratamiento en un hospital o centro oncológico con un alto volumen de pacientes que tenga experiencia en su tipo de cáncer de cabeza y cuello.

Guía 4
Atención de seguimiento

Antecedentes médicos y examen físico, incluido examen completo de la cabeza y el cuello:

- Primer año, cada 1 a 3 meses.
- Segundo año, cada 2 a 6 meses.
- Tercer a quinto año, cada 4 a 8 meses.
- Después del quinto año, cada 12 meses.

Análisis de sangre para detectar los niveles de hormonas producidos por las glándulas de la cabeza y el cuello. Se realizarán otros análisis de sangre según sea necesario.

Estudios de diagnóstico por imágenes.

Examen dental de las zonas expuestas a la radiación.

Tratamiento complementario, según sea necesario:

- Evaluación y rehabilitación del habla, la audición y la deglución.
- Evaluación y rehabilitación nutricional.
- Examen de detección continua de la depresión.
- Ayuda para dejar de fumar; asesoramiento sobre el consumo de tabaco y alcohol.
- Evaluación y rehabilitación del linfedema.

Información sobre la atención de supervivencia y la creación de un plan de atención de supervivencia en el plazo de 1 año después del tratamiento. Durante la supervivencia, seguirá consultando con un oncólogo de cabeza y cuello y con su médico de cabecera.

Puntos clave

- El cáncer de garganta p16 negativo (p16-) no es causado por el VPH16. Es VPH-negativo (VPH-).
- En el estadio temprano del cáncer de garganta p16- (VPH-), el tumor mide 4 cm o menos y puede haber cáncer en un ganglio linfático.
- Las opciones de tratamiento para el cáncer de garganta p16- (VPH-) en estadio temprano incluyen cirugía para extirpar el tumor y los ganglios linfáticos, radioterapia, tratamiento sistémico con radioterapia o un ensayo clínico.
- En el cáncer de garganta p16- (VPH-) localmente avanzado, el tumor mide más de 4 cm y puede haber cáncer en uno o más ganglios linfáticos. El tumor podría haberse extendido a la laringe u otras estructuras cercanas.
- Las opciones de tratamiento para el cáncer de garganta p16- (VPH-) localmente avanzado incluyen tratamiento sistémico con radioterapia, cirugía para extirpar el tumor y los ganglios linfáticos o un ensayo clínico.
- Después de completar el tratamiento, recibirá atención de seguimiento para controlar los efectos secundarios y los cambios en su salud. Contacte a su médico de inmediato si nota algún cambio en la cabeza o el cuello.

Preguntas para hacer

- ¿Qué significa que el tumor es p16 negativo (p16-)?
- ¿Cuál es mi estadio y cómo afecta esto a mis opciones de tratamiento?
- ¿Qué tratamientos recomienda y por qué?
- ¿Existen opciones de ensayos clínicos para mí?
- ¿Es importante el orden de los tratamientos?

¿Cuál es el siguiente paso?

En el próximo capítulo, se describen las opciones de tratamiento para el cáncer de garganta en estadio temprano o localmente avanzado con un resultado positivo para p16.

7

Cáncer de garganta p16+ (VPH+)

El cáncer de garganta p16 positivo (p16+) es causado por el VPH16. El cáncer de garganta relacionado con el VPH tiende a responder mejor al tratamiento que aquellos no relacionados.

En el caso del cáncer de garganta, se analizan muestras tumorales para detectar la proteína p16 y determinar la presencia de infección por VPH. Esta es una parte clave de la estadificación y se tiene en cuenta al tomar decisiones sobre el tratamiento. Esta información y otros factores, como su salud general, se tienen en cuenta al tomar decisiones sobre el tratamiento. Sus preferencias sobre el tratamiento siempre son importantes. Hable con su equipo de atención médica y hágale saber cuáles son sus deseos.

Cáncer de garganta p16+(VPH+) en estadio temprano

En el estadio temprano del cáncer, el tumor mide 4 cm o menos y no hay cáncer en los ganglios linfáticos. Sin embargo, si se detecta cáncer en un ganglio linfático y mide 3 cm o menos, puede tratarse con tratamiento sistémico y radioterapia al mismo tiempo (concurrente).

Las opciones de tratamiento incluyen lo siguiente:

- Cirugía para extirpar el tumor y los ganglios linfáticos. Después de la cirugía, se puede administrar radioterapia o tratamiento sistémico con radioterapia.
- Radioterapia (con o sin tratamiento sistémico concurrente dependiendo de la extensión del cáncer).
- Ensayo clínico.

Guía 5
Opciones de tratamiento sistémico

	Administrado con radioterapia después de la cirugía	Administrado al mismo tiempo que la radioterapia (concurrente)
Tratamientos preferidos	• Cisplatino	• Cisplatino en dosis alta • Carboplatino, fluorouracilo por infusión
Otros tratamientos recomendados	• No se recomienda ninguno	• Cisplatino • Carboplatino, paclitaxel
Tratamientos utilizados en determinados casos	• Docetaxel (si no se puede administrar cisplatino) • Docetaxel más cetuximab	• Docetaxel • Cetuximab • Cisplatino, fluorouracilo por infusión • Cisplatino, paclitaxel • Fluorouracilo, hidroxicarbamida

Para conocer los tratamientos sistémicos administrados con radioterapia, consulte la **Guía 5**.

Cáncer p16+ localmente avanzado

En el cáncer de garganta localmente avanzado, el tumor mide 4 cm o más. El tumor podría haber crecido a zonas cercanas, como el colgajo de la epiglotis que cierra las vías respiratorias hacia la tráquea. Podría haber cáncer en más de un ganglio linfático de cualquier lado del cuello o medir más de 3 cm.

Las opciones de tratamiento incluyen lo siguiente:

- Tratamiento sistémico concurrente con radioterapia (preferido en algunos casos).
- Cirugía para extirpar el tumor y los ganglios linfáticos (lo que se denomina resección tumoral y disección del cuello). Después de la cirugía, se puede administrar radioterapia o tratamiento sistémico con radioterapia.
- Ensayo clínico.

Para conocer los tratamientos sistémicos administrados con radioterapia, consulte la **Guía 5**.

Cómo puede extenderse el cáncer de garganta

El cáncer puede propagarse a los ganglios linfáticos y a otras partes del cuello, como la base del cráneo, la epiglotis, la laringe, la faringe, los huesos y músculos detrás de la cavidad nasal, la mandíbula y el paladar.

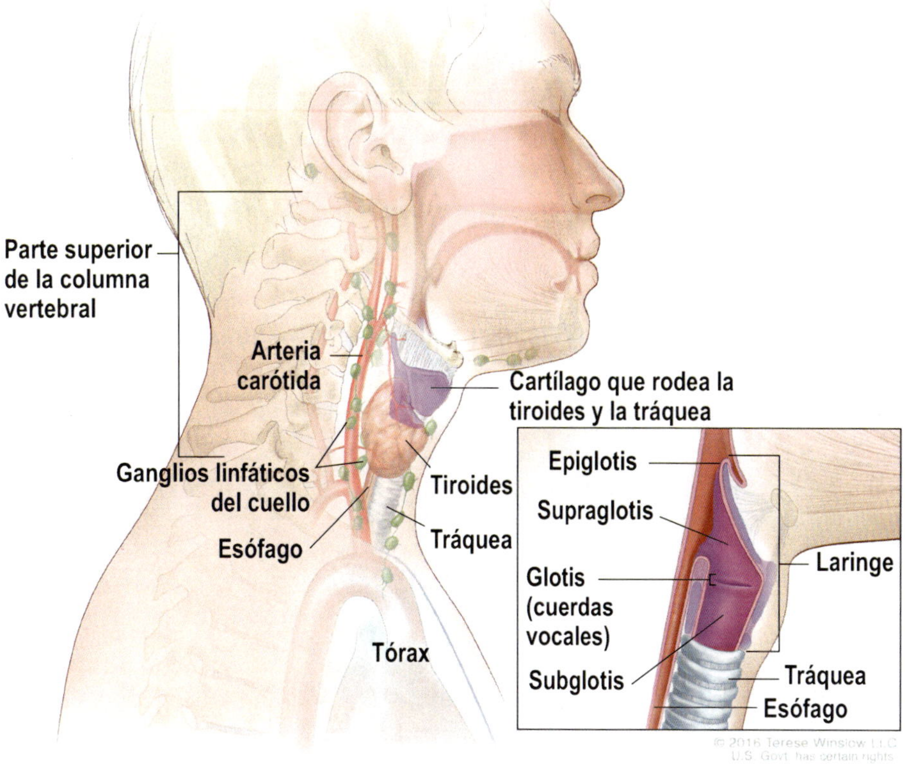

Atención de seguimiento

Después del tratamiento, se controlará si tiene efectos secundarios y si el cáncer ha regresado, lo que denomina recidiva. El seguimiento general incluye visitas al médico, análisis de sangre, estudios de diagnóstico por imágenes y tratamiento complementario según sea necesario. Es importante contactar a su médico de inmediato si nota algún cambio en la cabeza o el cuello. Para conocer la atención de seguimiento general, consulte la **Guía 6**.

Contacte a su médico de inmediato si nota algún cambio en la cabeza o el cuello.

Guía 6
Atención de seguimiento

Antecedentes médicos y examen físico, incluido examen completo de la cabeza y el cuello:

- Primer año, cada 1 a 3 meses.
- Segundo año, cada 2 a 6 meses.
- Tercer a quinto año, cada 4 a 8 meses.
- Después del quinto año, cada 12 meses.

Análisis de sangre para detectar los niveles de hormonas producidos por las glándulas de la cabeza y el cuello. Se realizarán otros análisis de sangre según sea necesario.

Estudios de diagnóstico por imágenes.

Examen dental de las zonas expuestas a la radiación.

Tratamiento complementario, según sea necesario:

- Evaluación y rehabilitación del habla, la audición y la deglución.
- Evaluación y rehabilitación nutricional.
- Examen de detección continua de la depresión.
- Ayuda para dejar de fumar; asesoramiento sobre el consumo de tabaco y alcohol.
- Evaluación y rehabilitación del linfedema.

Información sobre la atención de supervivencia y la creación de un plan de atención de supervivencia en el plazo de 1 año después del tratamiento. Durante la supervivencia, seguirá consultando con un oncólogo de cabeza y cuello y con su médico de cabecera.

Puntos clave

- El cáncer de garganta p16 positivo (p16+) es causado por el VPH16 y suele ser VPH positivo (VPH+).
- En el estadio temprano del cáncer de garganta, el tumor mide 4 cm o menos y no hay cáncer en ninguno de los ganglios linfáticos.
- Las opciones de tratamiento para el cáncer de garganta p16+ (VPH+) en estadio temprano incluyen cirugía para extirpar el tumor y los ganglios linfáticos, radioterapia o un ensayo clínico.
- En el cáncer de garganta localmente avanzado, el tumor mide 4 cm o más y puede haber cáncer en uno o más ganglios linfáticos. El tumor podría haberse extendido a la laringe u otras estructuras cercanas.
- Las opciones de tratamiento para el cáncer de garganta p16+ (VPH+) localmente avanzado incluyen tratamiento sistémico con radioterapia, cirugía para extirpar el tumor y los ganglios linfáticos o un ensayo clínico.
- Después de completar el tratamiento, recibirá atención de seguimiento para controlar los efectos secundarios y los cambios en su salud. Contacte a su médico de inmediato si nota algún cambio en la cabeza o el cuello.

Preguntas para hacer

- ¿Qué significa que el tumor sea p16 positivo (p16+) y cómo afecta esto a mis opciones de tratamiento?
- ¿Qué se extirpará durante la cirugía?
- ¿Me quedará una cicatriz? ¿Dónde estará?
- ¿Cómo afectará el tratamiento mi capacidad para saborear, oler, masticar, respirar, hablar o tragar?
- ¿Puedo ir a un hospital para la cirugía y a otro centro para la radioterapia?

¿Cuál es el siguiente paso?

En el siguiente capítulo, se analizan las opciones de tratamiento para el cáncer de garganta muy avanzado.

8

Cáncer de garganta muy avanzado

El cáncer de garganta muy avanzado es el cáncer que queda después del tratamiento (cáncer persistente) o que ha regresado después de un período sin enfermedad (recidiva). También incluye el cáncer que no se puede extirpar con cirugía (irresecable) o el cáncer que se ha extendido a zonas cercanas (locorregional) o distantes (metastásico) a través del torrente sanguíneo.

En este capítulo, se explica el tratamiento del cáncer de garganta que:

- no se puede extirpar con cirugía (irresecable);
- persiste después del tratamiento o se ha extendido o crecido durante el tratamiento (persistente);
- ha regresado después de un período sin enfermedad (recidivante);
- se ha extendido a zonas fuera de la cabeza y el cuello (metastásico).

La planificación del tratamiento comienza con los estudios. Es posible que se realicen pruebas de mutación tumoral o de biomarcadores antes de iniciar el tratamiento para algunos tipos de cáncer de garganta avanzado. Factores, como su salud general, se tienen en cuenta al tomar decisiones sobre el tratamiento. Pregunte cómo afectará el tratamiento a su calidad de vida y si el objetivo es curar o evitar que se siga extendiendo el cáncer.

Tumores irresecables

Un tumor irresecable no se puede extirpar con cirugía. En ocasiones, no es seguro extirpar el tumor con cirugía porque está demasiado cerca de órganos vitales. Es posible que no quiera someterse a una cirugía. Puede tener otras afecciones médicas que impidan la cirugía.

Las opciones de tratamiento se basan en su estado funcional o su estado físico general y su capacidad para realizar las tareas diarias de cuidado personal. Su equipo de atención médica tendrá en cuenta esta información a la hora de recomendarle un tratamiento. Es posible que no mencionen su estado funcional al hablar con usted. El propósito de esta guía es informarle sobre el tratamiento habitual y cómo los médicos toman decisiones sobre el tratamiento. Sus preferencias sobre el tratamiento siempre son importantes.

Los tratamientos como el tratamiento sistémico y el tratamiento sistémico con radioterapia pueden hacer que un tumor irresecable se vuelva resecable. Esto significa que, en algunos casos, la cirugía podría ser viable después del tratamiento inicial.

EF 0 y EF 1

Si el puntaje del estado funcional (EF) es 0, significa que usted es una persona totalmente activa. Un puntaje de 1 significa que puede cuidar plenamente de sí mismo, pero no puede hacer actividad física intensa.

Para el EF 0 y EF 1, las opciones son las siguientes:

- Tratamiento sistémico al mismo tiempo que la radioterapia (tratamiento concurrente). Se prefiere el cisplatino.
- Tratamiento sistémico de inducción seguido de radioterapia (tratamiento secuencial). El tratamiento sistémico de inducción está dirigido a personas que están lo suficientemente sanas como para resistir un tratamiento intenso.
- Tratamiento sistémico seguido de radioterapia (tratamiento secuencial). El tratamiento secuencial se administra uno tras otro y no al mismo tiempo.

EF 2

Un puntaje de 2 significa que puede hacer la mayoría de las tareas de cuidado personal y pasar la mayor parte de las horas de vigilia fuera de la cama, pero no puede realizar ningún trabajo.

Para EF 2, las opciones son las siguientes:

- Tratamiento sistémico concurrente con radioterapia (preferido).
- Radioterapia.

EF 3 y EF 4

Un puntaje de 3 significa que necesita ayuda con algunas tareas de cuidado personal y que pasa la mayor parte de las horas de vigilia en cama. Un puntaje de 4 significa que necesita una silla de ruedas o cama y no puede cuidarse por su cuenta.

Para el EF 3 y EF 4, las opciones son las siguientes:

- Radioterapia paliativa.
- Tratamiento sistémico de agente único (solo para el EF 3).
- Mejor tratamiento complementario.

El tratamiento complementario se da para prevenir, reducir y aliviar el sufrimiento y mejorar la calidad de vida. Mejor tratamiento complementario, tratamiento de apoyo y cuidados paliativos suelen significar lo mismo.

Opciones de tratamiento sistémico

Consulte la Guía 7 para obtener información sobre lo siguiente:

- Tratamiento sistémico después de la intervención quirúrgica.
- Tratamiento sistémico de inducción.
- Tratamiento sistémico administrado simultáneamente con la radioterapia (llamado tratamiento concurrente o quimiorradiación si se utiliza quimioterapia).
- Tratamiento sistémico administrado antes de la radioterapia (llamado tratamiento secuencial).

Consulte la Guía 8 en los siguientes casos:

- La cirugía y la radioterapia no son opciones.

Cáncer de garganta recidivante o persistente

La enfermedad recidivante se refiere a cuando el cáncer regresa después de un período sin la enfermedad. La enfermedad persistente es el cáncer que queda después del tratamiento. Puede incluir cáncer que ha crecido o se ha extendido durante el tratamiento o que es resistente al tratamiento.

Las opciones de tratamiento para la enfermedad recidivante o persistente se basan en si:

- ya recibió radioterapia;
- el tumor se puede o no se puede extirpar con cirugía.

Cuando la cirugía es una opción

Un tumor resecable se puede extirpar con cirugía. La cirugía podría ir seguida de radioterapia, tratamiento sistémico con radioterapia o un ensayo clínico. En algunos casos, se prefiere un ensayo clínico. La cirugía no es la única opción para un tumor resecable, en especial si la cirugía podría afectar la deglución o el habla. En estos casos, otras opciones incluyen tratamiento dirigido, inmunoterapia, quimiorradiación o tratamiento sistémico seguido de radioterapia.

Para los tratamientos sistémicos en los que la cirugía es una opción, consulte la **Guía 7**.

Guía 7
Opciones de tratamiento sistémico si es posible realizar cirugía

	Administrado al mismo tiempo que la radioterapia (concurrente)	Tratamiento sistémico de inducción o radioterapia administrada después del tratamiento sistémico (secuencial)
Tratamientos preferidos	• Cisplatino en dosis alta • Carboplatino, fluorouracilo por infusión	• Cisplatino, docetaxel, fluorouracilo por infusión
Otros tratamientos recomendados	• Cisplatino • Carboplatino, paclitaxel	• Cisplatino, fluorouracilo, paclitaxel • Carboplatino, paclitaxel más cetuximab
Tratamientos utilizados en determinados casos	• Docetaxel • Cetuximab • Cisplatino, fluorouracilo por infusión • Cisplatino, paclitaxel • Fluorouracilo por infusión, hidroxicarbamida	• Carboplatino, paclitaxel • Carboplatino, paclitaxel más cetuximab

Cuando la cirugía no es una opción

Un tumor irresecable no se puede extirpar con cirugía. En ocasiones, un tumor irresecable puede volverse resecable después de las opciones de tratamiento detalladas a continuación.

Las opciones de tratamiento incluyen lo siguiente:

- Si no recibió radioterapia previamente, consulte las opciones que se enumeran en la sección *Tumores irresecables* en las páginas 57 y 58.
- Si ya recibió radioterapia, podría recibir más de este tratamiento. Podría agregarse tratamiento sistémico. Se prefiere un ensayo clínico.

Para las opciones de tratamientos sistémicos en los que la cirugía no es una opción, consulte la **Guía 8**.

Cáncer de garganta metastásico

En el cáncer de garganta metastásico, el cáncer se extiende por el torrente sanguíneo a zonas distantes del cuerpo. Los ensayos clínicos son la opción preferida para el cáncer metastásico. Según su estado de salud general, su capacidad para realizar las actividades de la vida diaria, sus preferencias de tratamiento y la ubicación y cantidad de metástasis, las opciones de tratamiento también pueden incluir tratamiento sistémico, cirugía, radioterapia o tratamiento sistémico con radioterapia. Es posible que se indiquen la cirugía paliativa y radioterapia paliativa, junto con otros tipos de tratamiento complementario, para aliviar el dolor, las molestias, las dificultades para tragar y los efectos secundarios causados por el cáncer.

Para los tratamientos sistémicos en los que la cirugía es una opción, consulte la **Guía 7**.

Para las opciones de tratamientos sistémicos en los que la cirugía no es una opción, consulte la **Guía 8**.

Guía 8
Opciones de tratamiento sistémico: enfermedad recidivante, irresecable o metastásica

Tratamientos preferidos	Primera línea: • Carboplatino, fluorouracilo por infusión más pembrolizumab • Cisplatino, fluorouracilo por infusión más pembrolizumab • Pembrolizumab	Siguiente línea (si no se administró antes): • Nivolumab (si la enfermedad progresa durante o después de la quimioterapia con derivados del platino) • Pembrolizumab (si la enfermedad progresa durante o después de la quimioterapia con derivados del platino)
Otros tratamientos recomendados	Fármacos combinados: • Carboplatino, fluorouracilo por infusión más cetuximab • Cisplatino, fluorouracilo por infusión más cetuximab • Cisplatino más cetuximab • Quimioterapia con derivados del platino, docetaxel o paclitaxel • Cisplatino, fluorouracilo por infusión • Quimioterapia con derivados del platino, docetaxel más cetuximab • Quimioterapia con derivados del platino, paclitaxel más cetuximab • Cisplatino, docetaxel más pembrolizumab • Cisplatino, paclitaxel más pembrolizumab	Fármacos únicos: • Capecitabina • Carboplatino • Cetuximab • Cisplatino • Docetaxel • Fluorouracilo por infusión • Metotrexato • Paclitaxel • Afatinib (solo en la siguiente línea, si la enfermedad progresa durante o después de la quimioterapia con derivados del platino)
Tratamientos utilizados en determinados casos	• Cetuximab más nivolumab • Cetuximab más pembrolizumab • Paclitaxel más cetuximab • Pembrolizumab • Cisplatino, pemetrexed • Docetaxel más cetuximab	• Gemcitabina, paclitaxel • Ipilimumab más nivolumab • Enfortumab vedotin-ejfv • Erdafitinib • Fam-trastuzumab deruxtecan-nxki

Nota: La quimioterapia con derivados del platino es cisplatino o carboplatino.

Puntos clave

- El cáncer de garganta muy avanzado es el cáncer que queda después del tratamiento (cáncer persistente) o que ha regresado después de un período sin cáncer (cáncer recidivante). También incluye el cáncer que no se puede extirpar con cirugía (irresecable) o el cáncer que se ha extendido a zonas cercanas (locorregional) o distantes (metastásico) a través del torrente sanguíneo.
- El tratamiento para el cáncer de garganta muy avanzado se basa en el tamaño y la ubicación de los tumores, si hay cáncer en los ganglios linfáticos y el tratamiento que recibió previamente. Su estado de salud general y sus preferencias sobre el tratamiento también son importantes.
- Un tumor resecable se puede extirpar con cirugía. Un tumor irresecable no se puede extirpar con cirugía. En ocasiones, un tumor irresecable puede volverse resecable después del tratamiento sistémico, radioterapia o ambos.
- En el cáncer de garganta metastásico, el cáncer se extiende por el torrente sanguíneo a zonas distantes del cuerpo. Los ensayos clínicos son la opción preferida para el cáncer de garganta metastásico.

Preguntas para hacer

- ¿Qué tratamientos recomienda y por qué?
- ¿Es importante el orden de los tratamientos?
- ¿Cómo puedo prepararme para el tratamiento?
- ¿Cómo afectará el tratamiento mi capacidad para saborear, oler, masticar, respirar, hablar o tragar?
- ¿Qué hará para controlar los efectos secundarios?

¿Cuál es el siguiente paso?

En el siguiente capítulo, se ofrecen recursos y dónde puede obtener más información.

9

Otros recursos

¿Quiere saber más? Aquí le explicamos cómo obtener ayuda adicional.

Qué más hay que saber

En esta guía, encontrará ayuda para conocer las opciones disponibles, de modo que pueda tomar decisiones informadas y mejorar su atención oncológica. Pero no es el único recurso que tiene.

Solicite toda la información posible y ayuda que necesite. A muchas personas les interesa saber más sobre los siguientes temas:

- Encontrar un oncólogo experto en cáncer de cabeza y cuello.
- Tomar decisiones sobre el tratamiento.
- Conocer los detalles del tratamiento y sus efectos secundarios.
- Obtener ayuda económica.
- Lidiar con el tratamiento del cáncer y otros desafíos médicos.

Qué más hacer

Su centro de salud puede ayudar con los próximos pasos. Generalmente, dispone de recursos *in situ* para ayudar a satisfacer sus necesidades y encontrar respuestas a sus preguntas. Los centros de salud también pueden informarle de los recursos existentes en su comunidad.

Además de la ayuda de sus profesionales de atención médica, los recursos enumerados en la siguiente sección proporcionan apoyo a muchas personas como usted.

Dónde obtener ayuda

Consulte la lista a continuación y visite los sitios web que se indican para obtener más información sobre estas organizaciones.

Bag It
bagitcancer.org

Bone Marrow y Cancer Foundation
bonemarrow.org

CanCare
Cancare.org

Cancer*Care*
cancercare.org

Cancer Hope Network
Cancerhopenetwork.org

GRACE
Cancergrace.org

Head and Neck Cancer Alliance
Headandneck.org

HPV Cancers Alliance
hpvca.org

Imerman Angels
Imermanangels.org

Oral Cancer Foundation
Oralcancerfoundation.org

Support for People with Oral and Head and Neck Cancers
Spohnc.org

THANC Foundation
Thancfoundation.org

Triage Cancer
triagecancer.org

¡Nos interesan sus comentarios!

Nuestro objetivo es brindar información útil y fácil de entender sobre el cáncer. Realice nuestra encuesta para decirnos qué hicimos bien y qué podríamos mejorar.
NCCN.org/patients/feedback

Preguntas para hacer

- ¿Con quién debo hablar sobre vivienda, preparación de comidas y otras necesidades básicas?
- ¿Qué ayudas existen para el transporte, el cuidado de los niños y la atención domiciliaria?
- ¿Qué otros servicios están a mi disposición y a la de mis cuidadores?
- ¿Cómo me conecto con otras personas para crear un sistema de apoyo?
- ¿Con quién puedo hablar si no siento seguridad en mi casa, el trabajo o mi barrio?

“¡Usted puede con esto! Sanar puede llevar mucho tiempo, así que tenga paciencia y viva un día a la vez. Puede acceder a muchos recursos y sobrevivientes. Simplemente contáctenos cuando lo desee. Yo no era una persona que le gustaran los grupos, pero las conversaciones grupales o individuales me resultaron muy beneficiosas”.

Palabras que debe conocer

biomarcador
Una sustancia que se encuentra en un tejido o fluido corporal que podría ser un signo de cáncer.

biopsia
Procedimiento mediante el cual se toman muestras de fluidos o tejidos para analizarlas y detectar una enfermedad.

carcinoma
El cáncer que comienza en las células que se forman en el revestimiento de los órganos y las estructuras del cuerpo.

cirugía
Una operación para extirpar o reparar una parte del cuerpo.

cuidados paliativos
Atención médica que incluye el alivio de los síntomas, pero no el tratamiento del cáncer. En ocasiones, también se le llama tratamiento complementario.

disección de ganglios linfáticos
Tipo de cirugía que extirpa algunas estructuras que combaten enfermedades llamadas ganglios linfáticos.

disección del cuello
Una operación que extirpa los ganglios linfáticos y otros tejidos de la zona del cuello.

ecografía
Prueba que usa ondas sonoras para tomar imágenes del interior del cuerpo.

efecto secundario
Respuesta física o emocional insalubre o desagradable frente al tratamiento.

endoscopio
Tubo largo y delgado que se equipa con herramientas y se introduce en la boca.

ensayo clínico
Tipo de investigación que evalúa pruebas o tratamientos de salud.

epiglotis
Un colgajo de tejido que se cierra al comer o beber para impedir que los alimentos y líquidos entren por la tráquea.

estadificación
El proceso de clasificar y describir la extensión del cáncer en el cuerpo.

estadio del cáncer
Clasificación del crecimiento y la extensión del cáncer.

estado funcional (EF)
Clasificación del nivel general de aptitud física de una persona y su capacidad para realizar tareas de cuidado personal de la vida diaria.

estudios de diagnóstico por imágenes
Estudio que toma fotografías (imágenes) del interior del cuerpo.

ganglio linfático
Pequeño grupo de células que combaten enfermedades y que se encuentran en todo el cuerpo.

garganta
Tubo muscular hueco dentro del cuello que comienza detrás de la nariz y termina en la parte superior de la tráquea (conducto respiratorio) y el esófago (el tubo que se conecta con el estómago).

gen
Instrucciones codificadas en las células para crear nuevas células y controlar la forma en que se comportan.

histología
Estructura de las células, los tejidos y los órganos observada a través del microscopio.

inmunoterapia
Tratamiento con medicamentos que ayudan al organismo a encontrar y destruir las células cancerosas.

irresecable
Cáncer que no se puede extirpar por completo mediante cirugía.

laringoscopio
Tubo largo y delgado que se equipa con herramientas y que se introduce por la boca para ver la laringe.

margen quirúrgico
Tejido de aspecto normal alrededor del borde de un tumor que se extirpa durante la cirugía.

masa tumoral
Extensión o cantidad de cáncer en el organismo.

medio de contraste
Sustancia que se coloca en el cuerpo para que las imágenes que se toman en los estudios de diagnóstico por imágenes sean más claras.

metástasis
Diseminación de las células cancerosas del primer tumor a otra parte del cuerpo.

mutación
Cambio anormal.

orofaringe
Parte media de la garganta.

p16
Proteína que ralentiza la división celular.

paladar blando
Porción muscular blanda de la parte posterior de la boca. Detrás del paladar duro. Parte de la orofaringe.

plan de tratamiento
Plan de acción escrito durante el tratamiento del cáncer y posteriormente.

progresión
Crecimiento o propagación del cáncer después de haberse analizado o tratado.

pronóstico
La evolución y el resultado probables de una enfermedad.

quimioterapia
Fármacos que eliminan las células cancerosas al dañar o interrumpir la creación del código genético.

radiografía Panorex
Imagen del interior de toda la boca, incluida la mandíbula.

radiomarcador
Sustancia que libera pequeñas cantidades de energía (radiación) que se coloca en el cuerpo para que las imágenes sean más claras.

radioterapia (RT)
Tratamiento que utiliza rayos de alta energía o enfoques relacionados para eliminar las células cancerosas.

recidiva
Reaparición del cáncer después de un período libre de la enfermedad. También se llama recaída.

resecable
Cáncer que puede extirparse con cirugía.

resonancia magnética (RM)
Estudio que usa ondas sonoras e imanes potentes para tomar fotografías del interior del cuerpo.

sistema inmunitario
Defensa natural del cuerpo contra las infecciones y las enfermedades.

tomografía computarizada (TC)
Prueba que combina diferentes rayos X para tomar imágenes del interior del cuerpo.

tomografía por emisión de positrones (TEP)
Estudio que utiliza material radioactivo para ver la forma y la función de partes del cuerpo.

tratamiento complementario
Atención médica que incluye el alivio de los síntomas, pero no el tratamiento del cáncer. También llamado paliativo.

tratamiento dirigido
Un tratamiento con medicamentos dirigidos específicamente a una característica específica o única de las células cancerosas.

tratamiento habitual
La mejor manera que se conoce para tratar una enfermedad particular de acuerdo con los ensayos clínicos anteriores. Puede haber más de un régimen de tratamiento que se considere el tratamiento habitual.

tratamiento primario
El tratamiento principal que se utiliza para eliminar el cáncer del cuerpo.

tumor
Masa anormal de células.

tumor primario
La primera masa de células cancerosas en el cuerpo.

vasos linfáticos
Tubos que transportan la linfa (fluido transparente que contiene glóbulos blancos para combatir las infecciones y las enfermedades) en todo el cuerpo y conectan los ganglios linfáticos entre sí.

virus del papiloma humano (VPH)
Un grupo de más de 200 virus comunes.

VPH16
Un tipo de VPH que se transmite sexualmente y causa cáncer de cuello uterino, ano, orofaríngeo (la parte media de la garganta, detrás de la boca), vagina, vulva y pene.

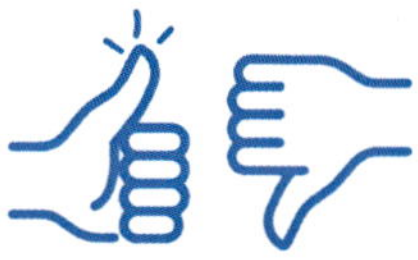

¡Cuéntenos qué opina!

Tómese un momento para completar una encuesta en línea sobre NCCN Guidelines for Patients.
NCCN.org/patients/response

Colaboradores de NCCN

Esta guía para pacientes se basa en NCCN Clinical Practice Guidelines in Oncology (NCCN Guidelines®) para los cánceres de cabeza y cuello, versión 1.2026. Fue adaptada, revisada y publicada con la colaboración de las siguientes personas:

Dorothy A. Shead, máster en Ciencias
Directora ejecutiva de Operaciones de Información para Pacientes

Tanya Fischer, máster en Educación, máster en Ciencia de Librería e Información
Redactora médica sénior

Lisa Diehl
Diseñadora de Diseño de Producción

La NCCN Clinical Practice Guidelines in Oncology (NCCN Guidelines®) para los cánceres de cabeza y cuello, versión 1.2026, fue elaborada por los siguientes miembros del panel de NCCN:

Dr. David G. Pfister, presidente
Memorial Sloan Kettering Cancer Center

Dra. Sharon Spencer, vicepresidenta
O'Neal Comprehensive Cancer Center, UAB

Dr. Douglas Adkins
Siteman Cancer Center, Barnes-Jewish Hospital and Washington University School of Medicine

Dr. Andrew C. Birkeland
UC Davis Comprehensive Cancer Center

Dr. David M. Brizel
Duke Cancer Institute

Dr. Paul M. Busse, doctor en Medicina
Mass General Cancer Center

Molly Cassidy, doctora en Derecho, doctora en Educación
Defensora de pacientes

Dr. Jimmy J. Caudell, doctor en Medicina
Moffitt Cancer Center

Dr. Anthony J. Cmelak
Vanderbilt-Ingram Cancer Center

Dr. A. Dimitrios Colevas
Stanford Cancer Institute

Dr. Greg Durm, máster en Ciencias
Indiana University Melvin and Bren Simon Comprehensive Cancer Center

Dra. Carole Fakhry, máster en Salud Pública
The Johns Hopkins Kimmel Cancer Center

* Dr. Thomas Galloway
Fox Chase Cancer Center

Dra. Jessica L. Geiger
Case Comprehensive Cancer Center/ University Hospitals Seidman Cancer Center and Cleveland Clinic Taussig Cancer Institute

Dra. Maura L. Gillison, doctora en Medicina
The University of Texas MD Anderson Cancer Center

Christine Glastonbury, licenciada en Medicina y Cirugía
UCSF Helen Diller Family Comprehensive Cancer Center

Dr. Robert I. Haddad
Dana-Farber/Brigham and Women's Cancer Center

Dr. Wesley L. Hicks, Jr.
Roswell Park Comprehensive Cancer Center

Dra. Ying J. Hitchcock
Huntsman Cancer Institute, University of Utah

Dr. Antonio Jimeno, doctor en Medicina
University of Colorado Cancer Center

Dr. Aditya Juloori
The UChicago Medicine Comprehensive Cancer Center

* Michael Kase, doctor en Medicina Dental
O'Neal Comprehensive Cancer Center, UAB

Dr. Alexander Ladenheim
Yale Cancer Center/ Smilow Cancer Hospital

Dra. Debra Leizman
Case Comprehensive Cancer Center/ University Hospitals Seidman Cancer Center and Cleveland Clinic Taussig Cancer Institute

Dra. Ellie Maghami
City of Hope National Medical Center

Dr. Loren K. Mell
UC San Diego Moores Cancer Center

Dr. Bharat B. Mittal
Robert H. Lurie Comprehensive Cancer Center of Northwestern University

Dr. Harlan A. Pinto
Stanford Cancer Institute

* Dra. Katharine Price
Mayo Clinic Comprehensive Cancer Center

Dr. James W. Rocco, doctor en Medicina
The Ohio State University Comprehensive Cancer Center - James Cancer Hospital and Solove Research Institute

Dra. Cristina P. Rodriguez
Fred Hutchinson Cancer Center

Dr. David Schwartz
The University of Tennessee Health Science Center

Dr. Jatin P. Shah, doctor en Medicina
Memorial Sloan Kettering Cancer Center

Dr. David Sher, máster en Salud Pública
UT Southwestern Simmons Comprehensive Cancer Center

Dra. Maie St. John, doctora en Medicina
UCLA Jonsson Comprehensive Cancer Center

* Dr. Gregory Weinstein
Abramson Cancer Center, University of Pennsylvania

* Dr. Francis Worden
University of Michigan Rogel Cancer Center

Dra. Justine Yang Bruce
University of Wisconsin Carbone Cancer Center

Dra. Sue S. Yom, doctora en Medicina
UCSF Helen Diller Family Comprehensive Cancer Center

Dr. Weining Zhen
Fred & Pamela Buffett Cancer Center

NCCN

Susan Darlow, doctora en Medicina
Gerente sénior, Digitalización de las Guías

Sarah Montgomery, licenciada en Economía
Especialista en Diseño de Guías

* Revisaron esta guía para pacientes. Para divulgaciones, visite NCCN.org/disclosures.

Centros oncológicos de NCCN

Abramson Cancer Center,
University of Pennsylvania
Filadelfia, Pensilvania
+1 800.789.7366 • *pennmedicine.org/cancer*

Case Comprehensive Cancer Center/
University Hospitals Seidman Cancer Center and Cleveland Clinic Taussig Cancer Institute
Cleveland, Ohio
UH Seidman Cancer Center
+1 800.641.2422 • *uhhospitals.org/services/cancer-services*
CC Taussig Cancer Institute
+1 866.223.8100 • *my.clevelandclinic.org/departments/cancer*
Case CCC
+1 216.844.8797 • *case.edu/cancer*

City of Hope National Medical Center
Duarte, California
+1 800.826.4673 • *cityofhope.org*

Dana-Farber/Brigham and Women's Cancer Center | Mass General Cancer Center
Boston, Massachusetts
+1 877.442.3324 • *youhaveus.org*
+1 617.726.5130 • *massgeneral.org/cancer-center*

Duke Cancer Institute
Durham, Carolina del Norte
+1 888.275.3853 • *dukecancerinstitute.org*

Fox Chase Cancer Center
Filadelfia, Pensilvania
+1 888.369.2427 • *foxchase.org*

Fred & Pamela Buffett Cancer Center
Omaha, Nebraska
+1 402.559.5600 • *unmc.edu/cancercenter*

Fred Hutchinson Cancer Center
Seattle, Washington
+1 206.667.5000 • *fredhutch.org*

Huntsman Cancer Institute, University of Utah
Salt Lake City, Utah
+1 800.824.2073 • *healthcare.utah.edu/huntsmancancerinstitute*

Indiana University Melvin and Bren Simon Comprehensive Cancer Center
Indianápolis, Indiana
+1 888.600.4822 • *www.cancer.iu.edu*

Johns Hopkins Kimmel Cancer Center
Baltimore, Maryland
+1 410.955.8964
www.hopkinskimmelcancercenter.org

Mayo Clinic Comprehensive Cancer Center
Phoenix/Scottsdale, Arizona
Jacksonville, Florida
Rochester, Minnesota
+1 480.301.8000 • *Arizona*
+1 904.953.0853 • *Florida*
+1 507.538.3270 • *Minnesota*
mayoclinic.org/cancercenter

Memorial Sloan Kettering Cancer Center
Nueva York, Nueva York
+1 800.525.2225 • *mskcc.org*

Moffitt Cancer Center
Tampa, Florida
+1 888.663.3488 • *moffitt.org*

O'Neal Comprehensive Cancer Center, UAB
Birmingham, Alabama
+1 800.822.0933 • *uab.edu/onealcancercenter*

Robert H. Lurie Comprehensive Cancer Center, Northwestern University
Chicago, Illinois
+1 866.587.4322 • *cancer.northwestern.edu*

Roswell Park Comprehensive Cancer Center
Búfalo, Nueva York
+1 877.275.7724 • *roswellpark.org*

Siteman Cancer Center, Barnes-Jewish Hospital and Washington University School of Medicine
San Luis, Misuri
+1 800.600.3606 • *siteman.wustl.edu*

St. Jude Children's Research Hospital/
The University of Tennessee Health Science Center
Memphis, Tennessee
+1 866.278.5833 • *stjude.org*
+1 901.448.5500 • *uthsc.edu*

Stanford Cancer Institute
Stanford, California
+1 877.668.7535 • *cancer.stanford.edu*

The Ohio State University Comprehensive Cancer Center - James Cancer Hospital and Solove Research Institute
Columbus, Ohio
+1 800.293.5066 • *cancer.osu.edu*

The UChicago Medicine Comprehensive Cancer Center
Chicago, Illinois
+1 773.702.1000 • *uchicagomedicine.org/cancer*

The University of Texas MD Anderson Cancer Center
Houston, Texas
+1 844.269.5922 • *mdanderson.org*

UC Davis Comprehensive Cancer Center
Sacramento, California
+1 916.734.5959 • +1 800.770.9261
health.ucdavis.edu/cancer

UC San Diego Moores Cancer Center
La Jolla, California
+1 858.822.6100 • cancer.ucsd.edu

UCLA Jonsson Comprehensive Cancer Center
Los Ángeles, California
+1 310.825.5268 • uclahealth.org/cancer

UCSF Helen Diller Family
Comprehensive Cancer Center
San Francisco, California
+1 800.689.8273 • cancer.ucsf.edu

University of Colorado Cancer Center
Aurora, Colorado
+1 720.848.0300 • coloradocancercenter.org

University of Michigan Rogel Cancer Center
Ann Arbor, Michigan
+1 800.865.1125 • rogelcancercenter.org

University of Wisconsin Carbone Cancer Center
Madison, Wisconsin
+1 608.265.1700 • uwhealth.org/cancer

UT Southwestern Simmons
Comprehensive Cancer Center
Dallas, Texas
+1 214.648.3111 • utsouthwestern.edu/simmons

Vanderbilt-Ingram Cancer Center
Nashville, Tennessee
+1 877.936.8422 • vicc.org

Yale Cancer Center/Smilow Cancer Hospital
New Haven, Connecticut
+1 855.4.SMILOW • yalecancercenter.org

Comparta su opinión con nosotros.

Complete nuestra encuesta y contribuya para que NCCN Guidelines for Patients sea mejor para todos.

NCCN.org/patients/comments

Notas

Índice